歯学博士・小峰歯科医院理事長
小峰一雄
Kazuo Komine

自然治癒力が上がる食事

名医が明かす
虫歯からがんまで消えていく仕組

YUSABUL

目次

第8章　予防が認められない日本の保険診療の問題

はじめに

私は2016年11月に『名医は虫歯を削らない　虫歯も歯周病も「自然治癒力」で治す方法』という本を出版させていただきました。ここでいう「名医」とは自分自身のことではなく、患者さんの歯と体の健康のことを第一に考え、最善の治療法を模索している歯医者の仲間のことです。私は歯医者になって間もなく、虫歯は削れば削るほどもろくなり、結果的に神経や歯そのものを抜くことになる、そして健康にも悪影響を及ぼしていくという事実を目の当たりにしました。

その一方で私は診察の中で、かつて虫歯があったのに自然に治った痕跡や、死んだはずの神経が復活している不思議な現象を多数目撃してきました。ここで不思議、と表現したのは、日本の歯科界では「虫歯は自然に治らない」という前提のもと、治療が行われているからです。しかしこれは人間の体の仕組を考えたら、決して不思議なことではありません。人間には、ケガをしたり、病気になったときに、それを治そうとする自然治癒力が備わっています。そのことを踏まえれば、歯にも自然治癒力が備わっていても、決して不思議ではないのです。

そのことを確信した私は、歯を削らない歯医者になろうと決め、そもそも虫歯をつくらない「小峰式完全予防歯科プログラム」を確立するとともに、自然治癒力を生かした削らない虫歯治療法・ドックベスト療法を日本で初めて採り入れ、普及活動を始めました。これが歯科界の常識を変える治療法であったため、当初こそ、「虫歯を削らずに治せるわけがない」などと強い反発もありましたが、地道に活動を続け、症例を積み重ねていくうちに、「私も歯を削ると悪化することに気づいていた」「削らずに治療できる方法はないか探していた」と賛同してくれる先生が徐々に集まってきました。中には、「歯を削る本数にノルマがあり、達成できないと虫歯でない歯を削るよう指導される」などと、日本の歯科界の現状に失望していた、という若い先生もおられました。今では、この削らない虫歯治療法・ドックベスト療法を採り入れるクリニックも増え、私も毎週のように、全国各地で講演会や講習会を行わせていただいております。

先の著書の出版後、全国の患者さんから「歯の大切さが身にしみた」「今まで歯科治療を受ける中で抱えていた疑問が解けた」と非常に多くの反響をいただきました。歯がいかに健康を維持するうえで大切な臓器であるかということ、残念ながら日本の従来の虫歯治療では根本的な解決にならないことを実感いただけたようで、嬉しく思いました。

私が虫歯や歯周病の予防や治療でもっとも大切だと考えているのは食事です。私は食事が歯と体に与える影響に着目し、食事においても学位を取得しました。そこで本書では、そもそも食事がどのように虫歯や歯周病を引き起こすのか、それを予防するには食事をどのように気をつけたらいいかについて、詳しく解説します。

さらに私は40年間、多くの患者さんを診てきた結果、歯と体の病気には深い関わりがあることに気づきました。たとえば虫歯や歯周病がひどい患者さんは、体にも病気を抱えていることが多いということ、さらに、体のある部位に病気を抱えている患者さんは、決まって同じ場所の歯の神経を抜いているか、抜歯していることが非常に多いということです。

これらの病気を根本的に治せるのは、薬ではありません。歯の根本治療を施すとともに、病気を起こす原因となる食生活を改めることです。私は毎年、ＰＢＮＨＣ（プラント・ベイスド・ニュートリション・ヘルスケア・カンファレンス）というアメリカの栄養療法学会に参加しています。すでに世界では、日本のような薬だけに頼る治療ではなく、病気のメカニズムを解明して原因療法で治す方向、つまり人間本来の自然治癒力の発揮を促す考え方へと向かっているのです。

これらを踏まえて本書の後半では、虫歯や歯周病の食事療法に加え、虫歯や歯周病と全身の関連、そしてこれらの食事療法が病気の治療になるということを解説します。もしあなたの虫歯や歯周病がなかなか治らず、体にも病気があるとしたら、それらは無関係ではないかもしれません。そして根本的な解決は食事にあることを知っていただき、ご自身の健康管理に役立てていただければ幸いです。

第１章

最新医学が証明した歯と全身の関係

体と歯はつながっている

かつて虫歯や歯周病は、口の中だけで起こっている現象であり、全身とは関係ないと考えられてきました。しかし近年、虫歯や歯周病が原因で全身の病気になるという話をみなさんもお聞きになったことがあるのではないでしょうか。

実際、私が歯医者になって約40年間患者さんを診てきた経験から確信していること、それは「歯と全身はつながっている」ということでした。というのも、虫歯や歯周病で来院される、特にご年配の患者さんの多くが、体にも何かしらの病気や不調を抱えておられたからです。そのような患者さんは、私自身が考案した食事療法を行っていただくと、歯の疾患とともに病気や不調も改善されたことからも、関連は明らかでしたが、ではなぜ、どのようにつながっているかまでは、分かりませんでした。

そこでまず、なぜ歯と全身はつながっているのか、自然治癒力が上がる食事を紹介する前に、歯と全身の関係と仕組について説明したいと思います。

最大のポイントは、歯と全身がつながっていることを示す明確な証拠が、ある研究によって明らかになったことです。アメリカ・ロマリンダ大学のラルフ・スタイマン

歯の構造図

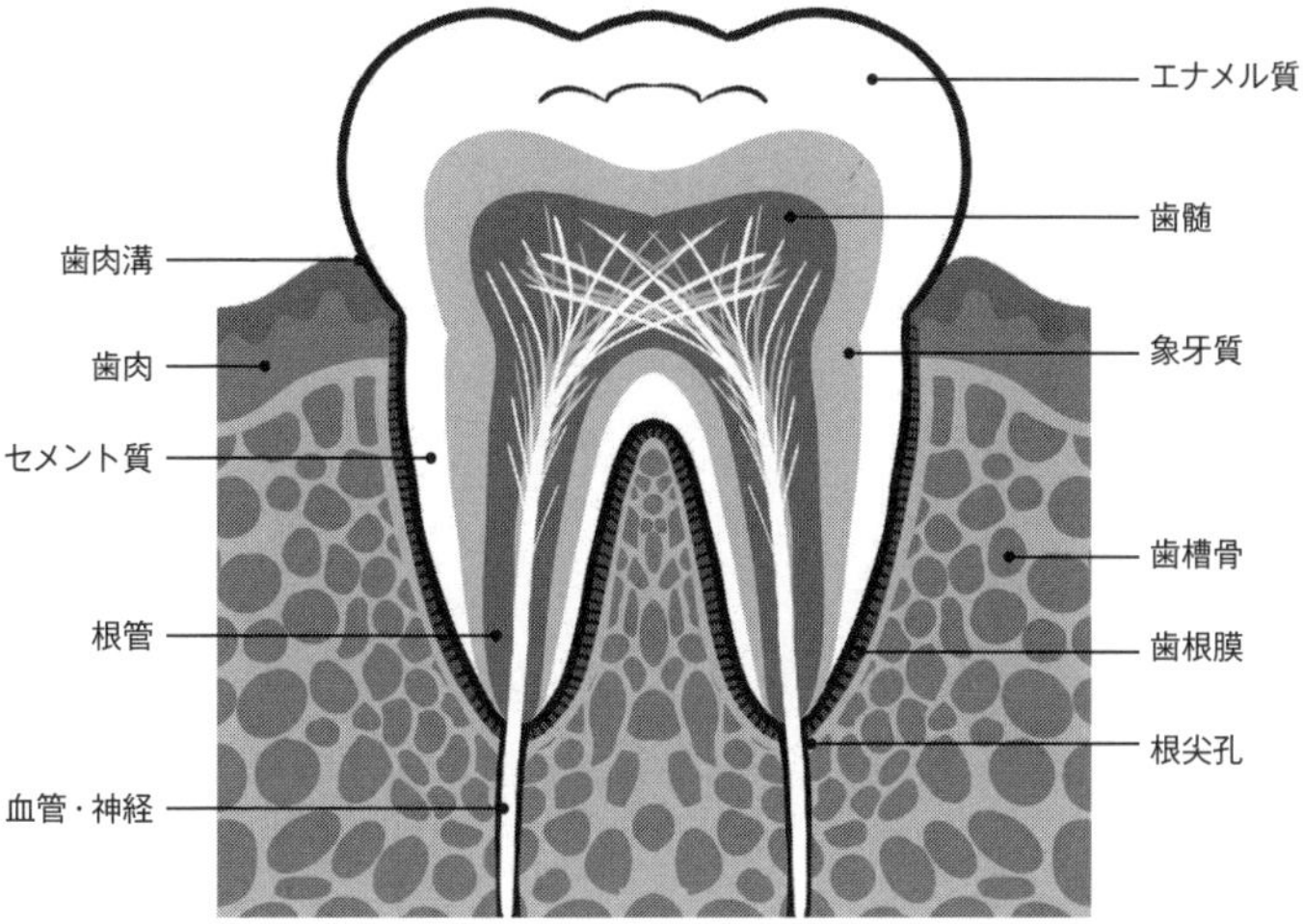

博士とジョン・レオノーラ博士が発見した、「象牙質内の液体移送システム（Dentinal Fluid Transport）」（以下ＤＦＴ）という驚くべき現象です。

ＤＦＴについて紹介する前に、まずは歯の構造について説明しましょう。歯の表面は硬いエナメル層で覆われており、肉眼では見えませんがエナメル小柱間と呼ばれる無数の穴が開いています。その内側にはエナメル質より柔らかい象牙質があり、この境目は象牙細管エナメル象牙境と呼ばれています。中央部には、歯髄と呼ばれる歯の神経が通っています。一方、歯茎に覆われている歯根と呼ばれる部分の表面はセメント質に覆われており、歯根膜によって歯槽骨とくっついています。スタイマン博士らによって発見されたのは、象牙質内の液体移送、つまり歯の中の隅々まで液体が流れているということでした。

博士らは実験において、ネズミのお腹に「放射性同位元素」と呼ばれる物質を注射し、それが体内でどのように流れていくかを調べました。するとその物質はわずか6分で、象牙質エナメル境に達し、1時間もしないうちにエナメル小柱間から歯の表面に出てくるのを確認しました。つまり歯から常に、液体がしみ出ていることが分かっ

DFT図解

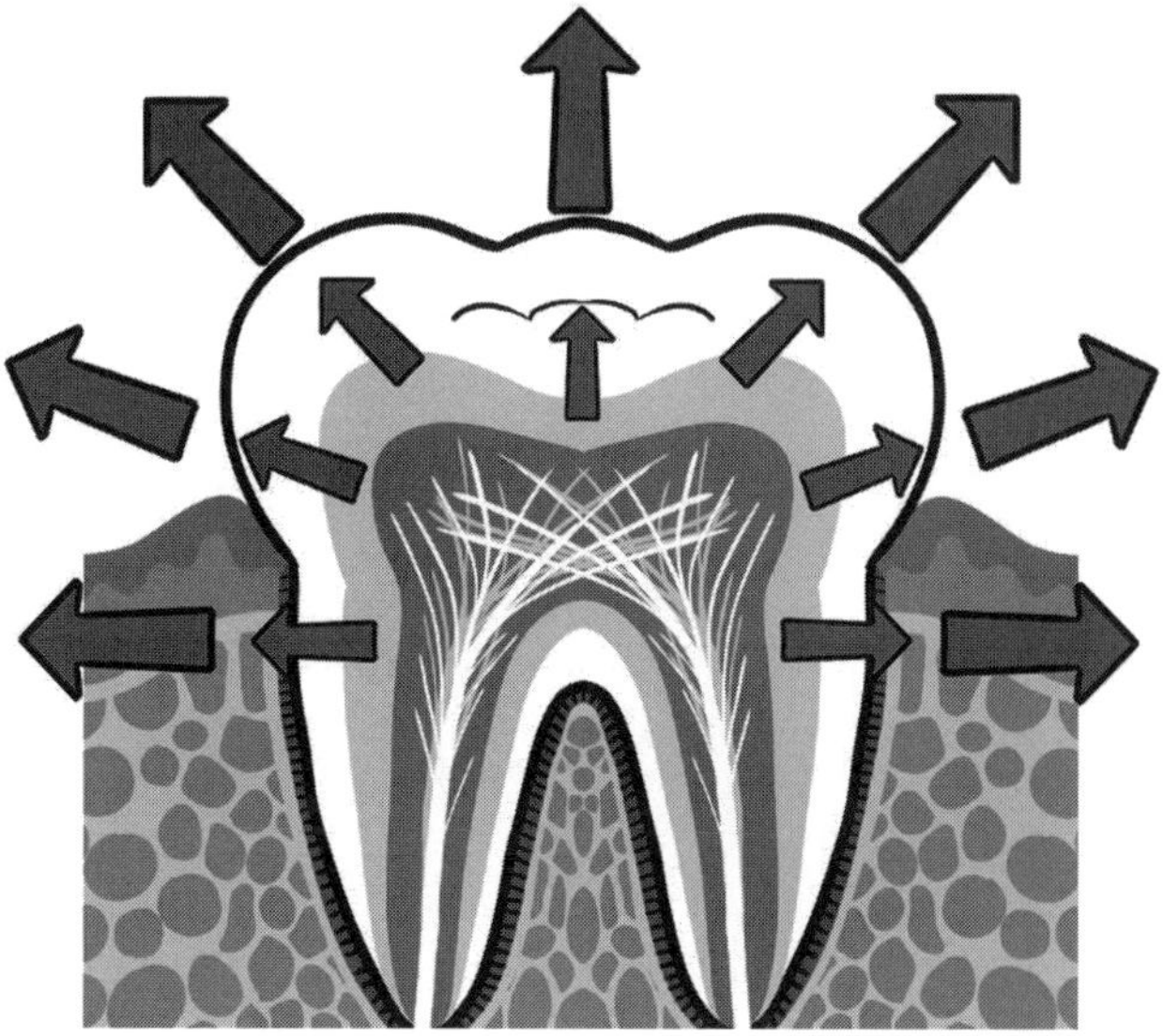

歯の内側から外側へと常に液体がしみ出ていることから、歯は単なる石のような塊ではなく、隅々まで栄養が行き届く機能を備えた臓器だということが分かる

たのです。これが意味することは、歯は単なる石のような塊ではなく、隅々まで栄養が行き届く機能を備えた臓器だということです。

知られざる体内メカニズム・DFTの持つ重大な機能

では、このDFTはどのような役割を果たしているのでしょうか。人間の体には、さまざまな組織、臓器、器官があり、それらは絶えず細胞レベルで生まれ変わっています。みなさんも肌の表皮部分が一定周期で入れ替わるターンオーバーについて、お聞きになったことがあるでしょう。しかし歯は、永久歯が生えてきたら最後、生え変わるようなことはありません。

ですが長い人生、同じ歯を使い続けたら、歯に衝撃や負担がかかってヒビが入ってしまうこともあるでしょう。そんなとき、このDFTが必要な栄養を運び、修復してくれるのです。また歯はもともと、毛細管現象によって食べ物の色素が吸い込まれ、黒ずんでしまう構造になっています。しかしDFTの液体がクリーニングしてくれるおかげで、ある程度白い状態を保つことができています。

さらに重要なのが、歯周病菌から守る働きです。万一歯茎の中に歯周病菌が入り込んだときも、ＤＦＴの液体に含まれる免疫細胞が菌を退治し、歯周病を発症するのを予防してくれているのです。

もしこのＤＦＴの働きがストップしたら、何が起きるでしょう。前述の作用が働かなくなるため、歯は徐々に黒ずみ始めます。そして歯茎に歯周病菌が入り込み、歯周病になってしまうでしょう。つまりＤＦＴは、歯にとって非常に大切な役割を果たしています。

しかし良い面ばかりではありません。実はＤＦＴは、ある〝スイッチ〟が入ると逆流し始めます。すると口の中に無数にいる細菌が歯の中に入り込み、虫歯をつくり、ついには体内に入り込んで全身の病気を引き起こしてしまうのです。

虫歯は歯の内側からも進む

ここで、日本で一般的にいわれている虫歯の成り立ちについて説明しましょう。

日本では、虫歯は歯の表面から進むといわれています。虫歯菌と呼ばれるミュータンス菌とラクトバチルス菌が、砂糖などに含まれる糖分をえさとして酸をつくります。そして、この酸が歯の表面にあるエナメル質を溶かし、奥へ奥へと進行していくのです。

この説は、もちろん間違いではなく、確かに、そのような段階を踏んでいくこともあります。しかし、実際に虫歯の治療をしていると、それだけでは説明しきれない症例も多く見られるのです。写真は虫歯の歯をレントゲン撮影したもので、黒く見えるところが虫歯ですが、歯の上の部分を見ていただくと、削られたり、どこかに穴が開いている様子は見られません。実際、私が診察した際も、表面上はキレイで健康的でした。しかし内部はすっかり溶け、神経まで達している状態です。

これを見れば、虫歯が歯の表面からだけでなく、内側から進むこともあるということがお分かりいただけるのではないでしょうか。そして、このような虫歯をつくるのが、ＤＦＴの逆流であると考えられるのです。

歯の内部が溶けているレントゲン写真

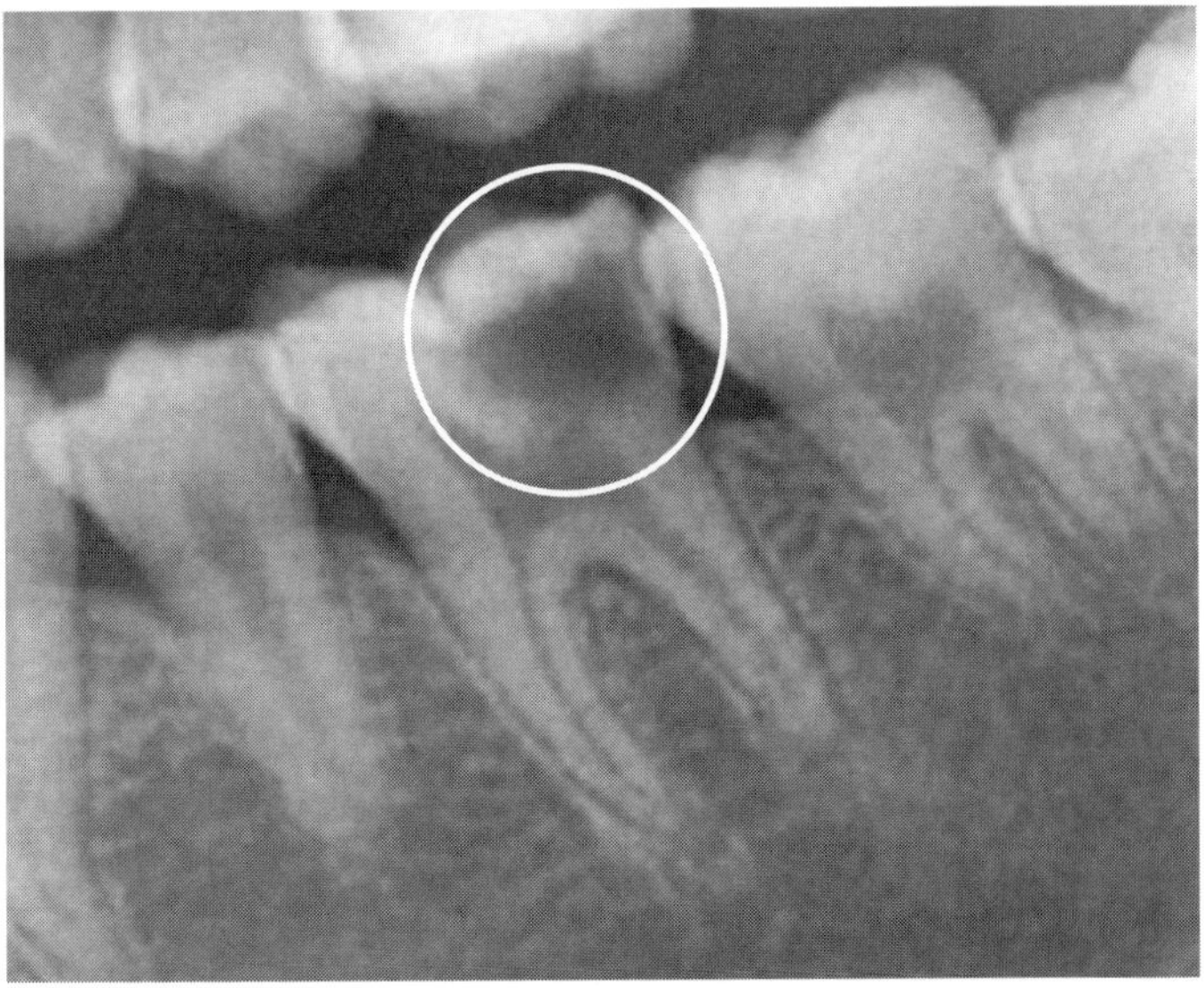

外から見た限り、歯の表面に異常はなかったが、内側は虫歯に大きく冒されている

DFTの逆流を起こす5つのスイッチ

スタイマン博士らはDFTの逆流を引き起こすスイッチとして次の5つを挙げています。

❶ 砂糖の摂取
❷ ストレス
❸ 運動不足
❹ ビタミン・ミネラル不足
❺ 薬剤の服用

つまり別のいい方をすれば、これらの負の刺激を与えなければDFTが正常に機能するため、虫歯や全身の病気予防になるということです。では具体的に、どのような対策をとると良いか、1つずつ見ていきましょう。

❶ 砂糖の摂取

みなさんの中にも「甘いものを食べると虫歯が痛む」という経験をしたことがある人もいると思いますが、これこそ砂糖がＤＦＴ逆流のスイッチを入れたからにほかなりません。本来、歯の内側から口の中へと流れ出ている液体が、砂糖の摂取をきっかけに逆流を始めます。すると口の中の細菌が歯の中に入り込み、歯の神経を刺激するのです。そのため虫歯予防で重要なのは、砂糖を摂る量を減らす「シュガーコントロール」、または砂糖をまったく摂らない「シュガーカット」ということになります。

実は私は20年以上前から、虫歯の患者さんにシュガーコントロールを指導してきました。当時私は、長年虫歯の治療を行ってきて「どうしてすぐに虫歯になる人もいれば、全然虫歯にならない人がいるのだろう」と疑問に思い、患者さんの食事アンケートを始めました。そして虫歯の多い人と虫歯のない人の食事リストを見比べたところ、虫歯の多い人は砂糖の入った甘い食べ物の摂取量が顕著に多いことに気づいたのです。その後、多くの患者さんに食事アンケートを行い、データを集計した結果、砂糖と虫歯には明らかな関係があると確信しました。そこで生み出したのが、シュガーコントロールをメインとした「小峰式予防プログラム」です。しかし当時は、砂糖がなぜ虫歯をつくるのか、メカニズムまでは分かっていませんでした。そこへきてのＤＦＴの逆流システム理論は、まさに私の考えを裏付けてくれるものだったのです。

みなさんの中で今、虫歯が痛くて困っている人はいませんか。その方はまずは２週間、砂糖を一切摂らないシュガーカットを行ってみてください。２～３日もすれば痛みは治まり、進行もストップするでしょう。その後は、普段から砂糖の摂取量を減らすシュガーコントロールを行えば、虫歯の痛みや進行も抑えられるはずです。

私自身、普段からできるだけ砂糖を控えるようにしていますが、砂糖はさまざまな食べ物に入っているため、気づかずに口にしていることもあります。すると、その後に飲む大好きなビールが歯にしみて、飲めなくなってしまうほどで、「ＤＦＴが逆流したんだな」と身をもって感じます。

もちろん、これ以外の４つのスイッチにも注意が必要ですが、ＤＦＴ逆流の最大の要因は砂糖だと断言できます。

❷ストレス

ＤＦＴの逆流を引き起こすスイッチの２つ目がストレスです。現代社会に生きていく中で、ストレスを完全になくすことは難しいですが、せめてストレスを溜め込まないよう意識的に解消していきましょう。実はストレスも、砂糖を減らすと溜まりにくくなりますので、シュガーコントロールが有効です。

実際、砂糖を摂取している人の脳は酸素不足に陥っており、機能が低下しています。やる気を起こしたり幸せを感じさせる、ドーパミン・セロトニンといったホルモン物質が分泌されにくくなるため、たとえ甘いものを食べて一時的に幸せを感じても、その後はずっと不幸な気持ちが続き、ストレスを感じてしまうのです。さらに脳の酸素が不足すると脳細胞が死滅していくため、認知症を招く可能性もあります。

❸運動不足

運動不足は忙しい現代人の大きな悩みでもあります。運動というと、トレーニングウエアとスポーツシューズを着用し、それなりに本格的なトレーニングを行うことだと考え、なかなか実行できない人も多いようですが、その必要はありません。とにかく1日30分、日常生活の中で「筋肉を動かす」ことを意識するだけでいいのです。もっとも手っ取り早い方法は、歩くこと。私は毎日万歩計を身に着け、1日最低でも2㎞

以上歩くように心がけているほか、エレベーターやエスカレーターをなるべく利用しないようにしています。日常的な家事でも、一生懸命行うと、かなり筋肉を使い、いい運動になるでしょう。

デスクワークなど、座ったままでも運動はできます。たとえば、いすに座った状態で太ももを片方ずつ高く上げる運動を行うと、太ももの筋肉である大腿四頭筋が鍛えられます。実は大腿四頭筋は、体の中でもっとも容積があり、短時間で効率よく鍛えられる筋肉なのです。さらに両足を同時に上げれば腹筋運動もできます。

このように、たとえ忙しくて時間がなくても、運動はできるのです。

DFTの逆流を予防する日常の簡単な運動

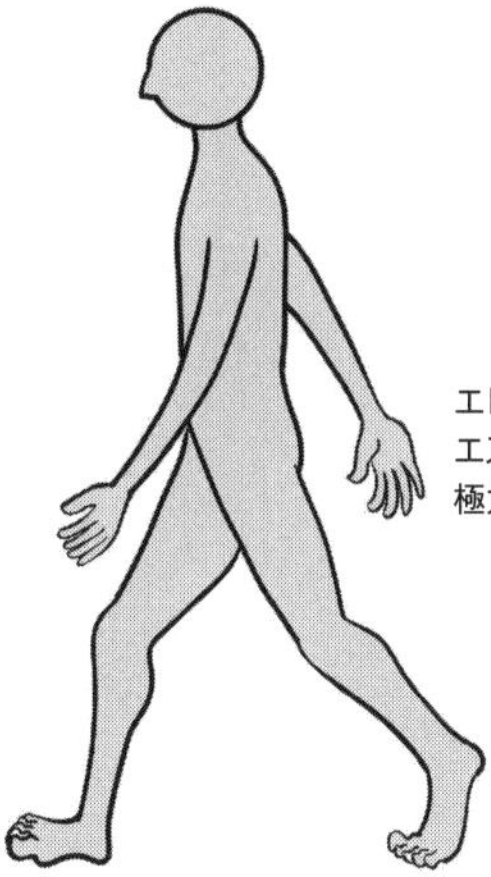

エレベーターや
エスカレーターを使わず、
極力歩くようにする

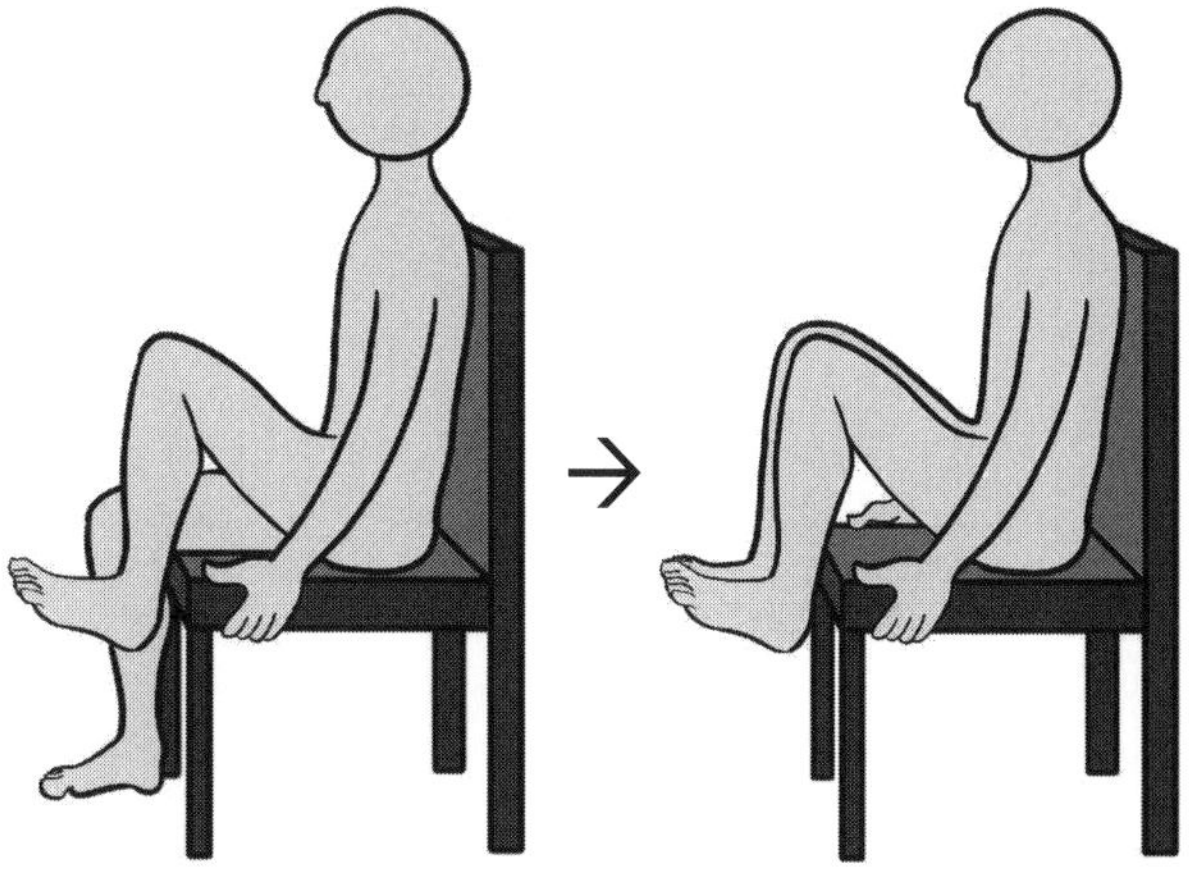

いすに座った状態で太ももを片方ずつ
高く上げると大腿四頭筋を鍛えられる

両足を同時に上げれば腹筋運動にもなる

❹ビタミン・ミネラル不足

ビタミン・ミネラル不足を解消するには、やはり野菜をたっぷり食べるのが一番。日本人は栄養不足だといわれていますが、その理由として、野菜をあまり食べなくなったことだけでなく、農薬や品種改良によって野菜そのものの栄養が減っていることも挙げられます。日本は、世界の中でもトップクラスの農業技術を誇りますが、野菜の見た目にこだわるあまり、栄養を無視した品種改良を繰り返してきてしまいました。また、農薬を使用しすぎた結果、田畑の土壌に土壌菌すらいなくなったところもあるといわれています。これらの土壌菌こそが野菜の栄養をつくっているため、野菜の栄養が減ってしまうのも当然でしょう。

ですから野菜は、必要とされている量より多めに摂ることをおすすめします。私は1日1kgの生野菜を摂るようにしています。詳しくは後述しますが、ビタミン・ミネラルは虫歯だけでなくあらゆる生活習慣病を予防する大切な栄養素なのです。

❺薬剤の服用

薬剤の服用がDFTの逆流を招くという点については、私が以前から感じていた「虫歯の多い患者さんは、薬を飲んでいる人が多い」という考えの裏付けとなりました。このことは、歯医者になってすぐに気づいたことですが、当時は「そもそも体調が悪いから虫歯にもなりやすいのだろう」と考えていました。しかし、ある患者さんが予防のために薬を飲んでいるという話を聞き、「症状もないのに薬を飲むのはやめたほうがいいですよ」とやめていただいたところ、今まで全然治らなかった虫歯の進行が止まったのです。以来、「薬も虫歯の原因になる」と考えていました。

とはいえほとんどの患者さんは、理由があって薬を飲んでいるわけですから、やみくもにやめていただくわけにはいきません。まず、なぜその薬が処方されているのか、本当に必要な薬なのか、を検証していただきたいと思います。たとえば、1度に多くの薬が処方される場合、「胃に負担がかかるから」との理由から、胃腸薬も同時に出されるケースがあります。確かに薬は胃に負担をかけることがありますが、キャベツや大根など、胃にやさしい食材を取り入れるなど、食事を工夫してみるといいでしょう。

ある患者さんは、「なぜか舌を噛むようになった」といって来院されました。そこで問診したところ、唾液の量がとても少ないことが分かりました。実は薬の多くに「口渇」といって、唾液が出にくくなる症状を引き起こす作用があります。そこで今服用している薬についてお聞きしたら、なんと15種類も飲んでいるというのです。

なんでもペースメーカーを入れたため、不整脈が起こるのを防ぐための薬、つまり予防的に処方された薬があり、その副作用を抑えるための薬、そのまた副作用を抑えるための薬……と無限ループに陥っていました。結局その方は、副作用の1つであるバセドー病を患ってしまっていました。しかし根本的な原因は、まだ起きていない症状を予防するための薬であり、どうしても必要なものではなかったのです。

薬を勝手にやめることは確かに危険ですが、何のための薬かよく分からないものがあったら、担当医や薬剤師に聞き、できるだけ減らしてもらえるよう相談してみてください。

実は世界の医療界では、1人の患者さんに対し薬は最大4剤までしか処方してはならないという基本ルールがあります。さらに60歳以上の高齢者においては、最大2剤までと決められています。多くの薬を飲むと、それを解毒するのに大量の水分とエネルギーを消費し、むしろ病気の悪化を招きかねないからです。最近カナダでは、5剤以上の薬を処方する医師が増えたため、薬剤師会が取り締まりを強化しているというニュースを目にしました。製薬会社は儲かりますが、患者さんはお金がかかるばかりか、治るはずの病気も治らなくなってしまいます。薬は最小限に抑えるに越したことはありません。

COLUMN 1

◉本当に怖い砂糖の話

シュガーコントロールやシュガーカットを実践すると、虫歯が予防できるだけでなく、「肌がきれいになった」「疲れにくくなった」と、良いほうに体調の変化を感じる方が多くおられます。その結果、砂糖が体に悪いと実感し、そのままシュガーコントロールを続ける人も多いのです。砂糖が心身に及ぼす影響は大きく、私は長年の経験から、女性の患者さんの肌を見ただけで、甘党かどうかすぐに分かります。

砂糖を摂らない人の肌は、赤ちゃんのような透明感とみずみずしさを湛えていますが、甘党の方の肌は乾燥していてかなり荒れています。しかし、これらの方もシュガーカットを行えば、見違えるほどきれいになりますので、私のクリニックでは希望者には、シュガーカット前後に肌の写真を撮り、その変化を実感していただいています。

砂糖がいかに体に悪いかについて、アメリカ・UCLA大学の栄養学者ナンシー・アップルトン博士が、「146 Reasons Why Sugar is Ruins Your Health（砂糖が健康を損ねる146の理由）」というレポートをまとめています。一部を抜粋しましょう。

●ミネラルの吸収阻害　●子供の集中力低下　●免疫力低下　●老化促進　●視力の低

下　●虫歯　●肥満　●歯周病　●静脈瘤　●食物アレルギー　●白内障　●アテローム性動脈硬化症　●脂肪肝　●便秘　●頭痛　●学習障害　●気分の落ち込み　●消化不良　●アルツハイマー病　●めまい　●がん　●月経前症候群　●副腎の機能低下

リストを見る限り、いわゆる病気や不調、精神的な問題のほとんどが、砂糖からきていることが分かります。つまり砂糖は、人間が健やかに生きることを妨げる物質なのです。

また、これらを引き起こす1つの要因として、糖反射と呼ばれる仕組があります。東京大学の研究によると、人間は砂糖を摂ると胃と十二指腸の働きが一時的にストップしてしまうことが分かりました。つまり食前に砂糖を摂取すると、胃腸が十分に働かないまま食べ物が送り込まれることになります。するとビタミンやミネラルなど必要な栄養が摂取できず、消化不良を起こしてしまうのです。

以上のように砂糖は、虫歯を引き起こすだけでなく、さまざまな病気や不調をもたらします。いつも若々しく、心身ともに健康にすごしたいなら、まずは砂糖の摂取をやめることをおすすめします。

虫歯のできやすさと血糖値の関係

以上の5つの要因によってＤＦＴが逆流すると、口の中の菌が歯の中に入って神経を刺激し、虫歯になったり痛んだりするということが分かりました。ただし世の中には一部、砂糖を摂ってもＤＦＴの逆流を起こさない人もいます。

かつて「歯医者に来るのは数年ぶり」という患者さんが来院されました。聞けば、毎晩チョコレートを1箱食べ、そのまま寝てしまうという生活を10年以上続けているため、いい加減虫歯ができているに違いない、というのです。私も、さぞひどい虫歯になっているだろうと口の中を診てみましたが、驚いたことに虫歯は1本もありません。そのとき私は「もしかしたら⁉」と思い立ち、その場で患者さんにチョコレートを食べてもらい、食後血糖値の上昇を調べてみました。通常、チョコレートのように甘くてＧＩ値（後述）の高いものを食べると、食後血糖値が急激に上がる人が多いのですが、その患者さんの血糖値は、非常にゆっくり上昇していったのです。当時はまだＤＦＴの知識はありませんでしたが、そのときから私は、虫歯のできやすさと血糖値の急激な上昇には大きな関係があると考えていました。

血糖値を上げない食品を摂る

実際、アメリカ・カリフォルニアの歯科医師スコット・テイラー博士は、血糖値をゆっくり上昇させることが、ＤＦＴの停止や逆流を防ぎ、結果として虫歯の予防が可能だと発表しています。テイラー博士が提唱する、血糖値をゆっくり上昇させる方法は、次の３つです。

❶ホールフーズを食べる

加工食品を避け、できるだけ自然のもの、それもホールフーズといわれる〝全体食〟を食べるのが望ましいといわれています。全体食とは「食材のすべて」であり、たとえばリンゴは皮ごと、ご飯は玄米のままなど、一部を取り除くことなく全体を食するということです。というのも、食物の栄養は全体にあり、特に果物の皮など日本人が捨ててしまう場所に、多くの栄養がある場合もあります。実際、海外ではリンゴは丸ごとかじりますし、オーストラリアではキウイも皮のまま食べているといいます。

ただし、日本で皮ごと食べるには心配もあります、日本で生産される野菜や果物のほとんどに農薬が使われているため、そのまま食べると健康を害する可能性があるのです。一方、近年のアメリカでは無農薬野菜を生産する農家も増えているため、場合によっては輸入食材を利用したほうがいいかもしれません。

ちなみにアメリカには「ホールフーズマーケット」というスーパーがあり、私もアメリカへ行った際はよく利用しています。そこで販売されているほとんどの食品がオーガニックで、魚類も養殖物と天然物と明確に分けるなど、消費者に分かりやすく表示されており、アメリカの食品の質に対する意識の高まりを感じさせました。

❷ GI値の高い食物を避ける

ＧＩ値（Glycemic Index値）とは、食品の血糖値を上げやすい指数のことです。もっとも血糖値を上げやすいブドウ糖を１００とし、低ければ低いほど血糖値を上げにくく、一般的には60以下の食品が望ましいとされています。逆にいうとＧＩ値が60以上のものは血糖値を上げると同時に、虫歯をつくりやすい食品ということになります。

また同じ食品でも、全体食（ホールフーズ）に変えることでＧＩ値が低くなるものも多くあります。たとえば精米した白米のＧＩ値は84と高いですが、玄米は56しかない

おもな食品のGI値

豆類	
食品	GI値
さらしあん	83
こしあん	80
つぶあん	78
うぐいす豆	58
おたふく豆	57
うずら豆	55
レンズ豆	55
がんもどき	52
厚揚げ	46
あずき	45
グリーンピース	45
油揚げ	43
豆腐	42
豆乳	23
大豆	20
ピスタチオ	18
くるみ	18
ゆば	15

糖類	
食品	GI値
グラニュー糖	110
氷砂糖	110
粉砂糖	109
上白糖	109
三温糖	108
黒砂糖	99
水あめ	93
はちみつ	88
生クリームケーキ	82
クッキー	77
メープルシロップ	73
アイスクリーム	65
ポテトチップス	60
シュークリーム	55
プリン	52
ゼリー	46
果糖	22
人工甘味料	10

飲料水	
食品	GI値
梅酒	53
ココア	47
コーラ	43
100% オレンジジュース	42
スポーツドリンク	42
カフェオレ	39
サワー	38
クリーム入りコーヒー	35
日本酒	35
ビール	34
ヨーグルトドリンク	33
ワイン	32
焼酎	30
ミルク紅茶	20
ブラックコーヒー	16
無糖紅茶	10
日本茶	10

果物	
食品	GI値
イチゴジャム	82
パイナップル	65
乾燥バナナ	65
缶詰黄桃	63
缶詰パイナップル	62
すいか	60
バナナ	55
巨峰	50
メロン	41
柿	37
さくらんぼ	37
レモン	34
なし	32
オレンジ	31
パパイヤ	30
いちご	29
ゆず	28
アボガド	27

調味料	
食品	GI値
コショウ	73
カレールー	49
ねりわさび	44
ガーリックパウダー	41
合わせ味噌	34
赤味噌	33
ケチャップ	30
オイスターソース	30
めんつゆ	20
みりん	15
コンソメ	15
マヨネーズ	15
マスタード	14
食塩	10
しょうゆ	9
米酢	8
リンゴ酢	3
ワインビネガー	2

※参考：永田孝行著『一番わかりやすい低インシュリンダイエットの本　完全攻略版』（朝日新聞社）

ので、白米より玄米を食べたほうが血糖値が上がりにくく、栄養も豊富に摂れるというわけです。

❸脂溶性ビタミンを摂取する

脂溶性ビタミンとは、文字どおり油脂に溶けるビタミンのことで、ビタミンA、D、E、Kなどが挙げられます。実は食後血糖値を急激に上げないためには、大量のミネラルを摂取する必要があり、フランスのエステル・ベリーク博士はミネラルをしっかり摂ることが虫歯予防につながると言及していますが、脂溶性ビタミンには、ミネラルの吸収と調整を助ける働きがあるのです。また前述のスコット・テイラー博士も同じ理由から、脂溶性ビタミンが豊富なタラの肝油のサプリメントを推奨しています。

ところで、みなさんは焼き魚を食べるとき、どの部位まで食べていますか。実は魚の脳や目玉、内臓には脂溶性ビタミンが豊富に含まれているのですが、見た目も食感も食べにくく、残しているという人も多いのではないでしょうか。私は焼き魚を食べるときは、まず骨を取り除き、身から内臓、目玉、脳までバラバラにほぐしてすべて混ぜてしまいます。こうすると、見た目は美しくはありませんが、どの部位か分かりにくくなり、抵抗感なく食べられます。ちょうどいい塩気もあるので醤油や塩をかけなくても美味しく食べられるのです。ただし、養殖の魚は飼育の過程でえさの質等不透明な部分が多いため、避けたほうがいいでしょう。

血糖値が急激に上がらない食べ方

●炭水化物を摂る前に食物繊維を摂取する

血糖値を急激に上げないためには、ＧＩ値の低い食べ物を選ぶほか、食べ方に工夫する必要があります。たとえお腹が空いたからといって、いきなりおにぎりをほおばってしまうと、一気に血糖値が上がってしまいます。空腹時こそ、まずは野菜など食物繊維を含む食事を摂りましょう。食物繊維が血糖値の上昇を抑えてくれるため、その後におにぎりを口にしても、ＤＦＴの逆流は起きにくく、歯の痛みも抑えられます。

症例

ある12歳の患者さんは、虫歯がすぐにできてしまうため、頻繁に通院していました。母親が一切砂糖を摂らせなかったにもかかわらず、なかなか改善されません。疑問に思った私は、1週間の食生活を調査させていただきました。すると彼はご飯が大好きだということで、朝食はご飯と少々の塩分、学校から帰るとおやつにおにぎりを2個、夕方にもおにぎり2個、そして夕食も炭水化物が中心という、驚きの食生活をしていたことが分かりました。そこで私は、炭水化物の量を減らすことと同時に、炭水化物を食べる前に必ず野菜やおかずを食べるように指導しました。すると、次第に虫歯ができなくなってきたので、やはり血糖値の急上昇が虫歯の原因だったと考えられます。

●1日の食事回数を減らす

さらに1日の食事回数を減らすと、血糖値の急上昇は抑えられます。現代の日本では1日3回規則正しく食べることが推奨されていますが、そもそも人類は長い歴史において、1日1食という生活を送ってきました。日本人が1日3食になったのは、ここ100年以内のことといわれています。つまり日本人の体はまだ1日3食の食生活に対応しきれていない可能性があります。

炭水化物を摂取するとすい臓から、急激に上がった血糖値を下げるためのホルモン、インシュリンが分泌されます。そして食べる回数が多ければ多いほど血糖値が上がる回数が増え、それに比例してインシュリンの分泌も活発になります。インシュリンが大量に分泌されると、今度は低血糖状態に陥ってフラフラになり、やたらお腹が空いて炭水化物を摂取したくなるのです。

反対に食事回数を減らしたり、血糖値をゆっくりと上げるような食事をすると、インシュリンがコントロールされて分泌するため、空腹も感じにくくなります。つまり食事回数が少ないほうがインシュリンの過剰分泌が抑えられ、血糖値の急上昇や低血糖が防げるのです。このことが実践できたら、1日3食から2食、そして最後には1食に減らしてみてください。ただし糖尿病の人など血糖値が上がりやすい人は、いきなり1日の食事回数を減らすとフラフラになってしまいますので、体調を見ながら行ってください。

1日の食事回数を減らすのはムリだと考えている人も多いようですが、私たちはお腹が空いていないのに、「12時になったから、昼食を食べないと」「夜になったから夕食を食べないと」と固定概念にとらわれているだけ、という可能性もあります。食べなくてはならない、ではなく、お腹が空いたから食べよう、と思うくらいでいいのです。

ちなみに夕食を食べるなら、午後8時までに食べ終えるようにしてください。夜遅く食べると、睡眠中に歯ぎしりをしたり、食いしばりを起こしやすくなり、歯や歯茎に負担がかかります。原因は、夜中に低血糖を起こす「夜間低血糖症」です。睡眠中に低血糖が起こると、血糖値を回復させるためにアドレナリンが出るのですが、ご存じのようにアドレナリンは戦いのホルモン。そのため力んでしまい、歯ぎしりしたり、悪夢を見たり、体がこわばって朝起きたときに疲れを感じたりするのです。

実は私も海外に行く2日前に、乗っている飛行機が落ちるという恐ろしい夢を見ました。飛行機が急降下する中、グーッと全身に力を入れていて、「もうダメだ」と思った瞬間、ハッと目が覚めました。夢でよかったと思いましたが、あの恐怖は夢ながら、今でもはっきり覚えています。悪夢の原因はおそらく、夕食に食べたカレーライスでしょう。いつもはサラダと一緒に食べるのに、この日に限ってサラダは食べず、カレーライスのお代わりまでしてしまったのです。

最近、歯が折れたといって来院される患者さんがとても増えましたが、口の中を見ると、歯茎が盛り上がっていたり、歯にヒビが入っていたり、食いしばりが原因で起こる症状が見られます。このヒビが原因で虫歯になり、結果的に折れてしまうこともあります。聞けば多くの方が、午後8時以降に夕食を食べているといい、やはり夜間低血糖症が疑われます。

●断食する

週に1日程度の断食もおすすめです。インシュリンの分泌を抑えられるのはもちろん、肥満を防いだり、がんを予防する効果も期待できるからです。というのも、人の体は食べ物が足りなくなると、体内にある不必要な細胞を自壊させ取り込んで消滅させる働きがあります。これは「オートファジー」という現象で、日本人生物学者の大隅良典氏がこの仕組みを解明したとして、2016年にノーベル生理学・医学賞を受賞しています。オートファジーは、絶食によって起こる現象で、最初に消費されるのは不要なたんぱく質、つまり脂肪やがん細胞なのです。私も今、週1日の断食日を設けていますが、断食を始めてから体も非常に好調です。ただし、すでにがんがある患者さんには、絶食ががんの働きを強めてしまう可能性もありますので、あくまでがん予防として実践していただくといいでしょう。

私がよくお伝えしている言葉に、「健康で長生きの秘訣は、食べること半分、歩くこと2倍、笑うこと3倍、永遠に愛しましょう」というものがあります。私の祖母は94歳で亡くなりましたが、腹七分目を心がけ、1日1食を実践している人でした。亡くなるまで頭も聡明で、とても元気でしたので、まさに食べないことで健康に長生きした人だと思います。

●よく噛んでゆっくり食べる

日本人はとにかく早食いということで有名です。私はよく若い先生を連れてラオスに歯科治療ボランティアに行きますが（詳細は後述）、若い先生方があまりに早食いなので、現地の人が驚いている様子をたびたび目にします。しかし早食いはよくありません。ゆっくりよく噛むという行為には、単に食べ物を細かく噛み砕くだけでなく、唾液中のアミラーゼをよく混ぜ消化を促進する効果があるのです。

よく噛むことの効用

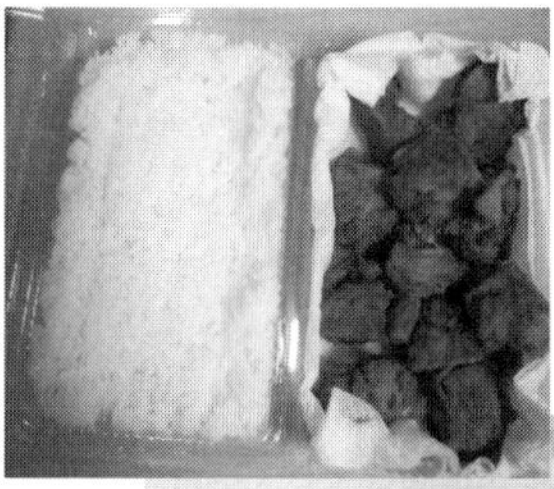

唐揚げをご飯と一緒に口に入れて、5回と30回の咀嚼で、それぞれどのくらい消化を助けるかを比較

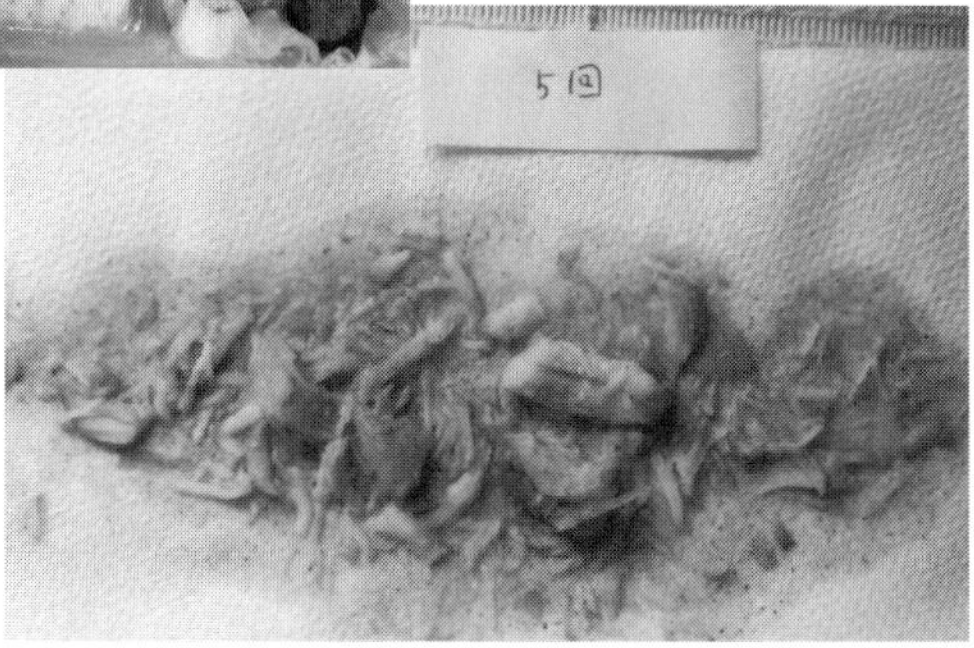

5回咀嚼。ペプシン液（※胃液に含まれる消化酵素）に入れて24時間後。ご飯はほぼ消失している

↓

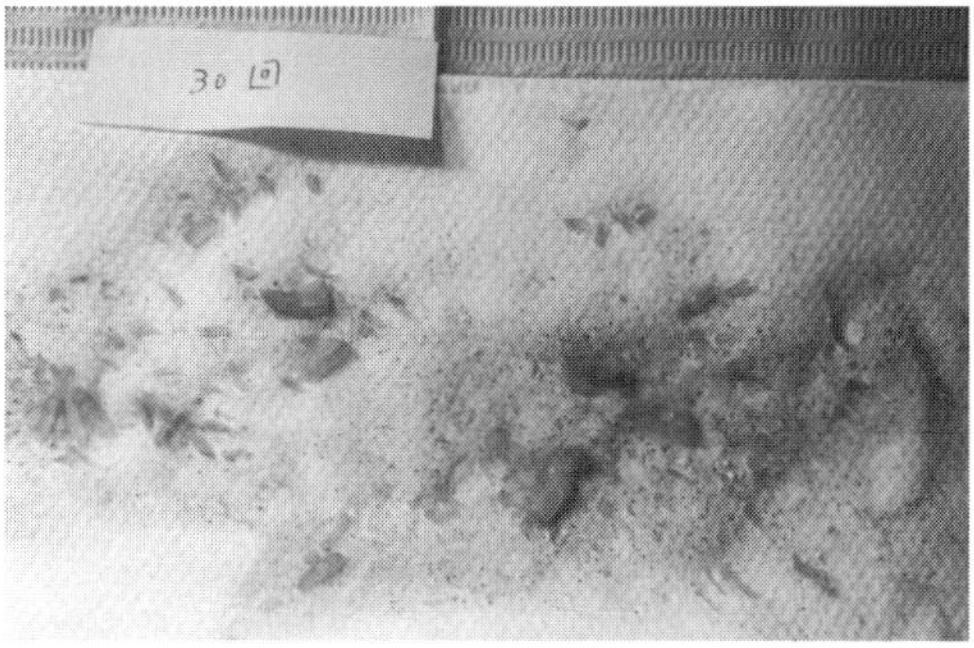

30回咀嚼。ほとんど跡形もなく消失している

※佐賀県・内山睦美先生（みのり歯科診療所）提供

食べ物中の炭水化物がアミラーゼできちんと分解されることで、栄養がそれぞれ独立して体に吸収され、血糖値の急上昇を抑えられます。しかしきちんと分解されないと、大切なビタミンやミネラルは吸収されずに糖質だけが吸収され、血糖値の上昇につながります。またよく噛むと満腹中枢が刺激されるため早いうちに満足感が得られ、食べすぎを防げますが、早食いすると満腹感を感じるころにはすでに食べすぎています。

ですから食事はゆっくり時間をかけ、よく噛んで食べましょう。最低でも1時間、できれば2時間かけることをおすすめします。1日3食をかき込むように食べるより、1日1食をゆっくり食べるほうが体にとっても良いのです。できるだけ多くの人と会話しながら食事ができれば、そのぶん食事の時間も長くなります。

私は日本人に早食いが多い原因として、学校給食があると考えています。というのも多くの学校では、給食の準備や片づけをする時間が長く、実際に食べられる時間は20分以内しかないため、自然と早食いになってしまうからです。子供のころに身に着いた習慣は大人になってもなかなか直すことができず、肥満や糖尿病の原因になります。学校にはこの給食問題を改善していただくとともに、ご家庭でも野菜などのおかずを先に食べるよう、指導していただきたいと思います。

第1章のポイント

歯は独立した単なる固い塊ではなく、ＤＦＴ機能によって全身とつながっている。そのＤＦＴ機能が逆流を起こすことによって、口の中にある人体にとって有害な菌が全身に回り病気を引き起こす。この逆流を防ぐためには血糖値を急激に上げない食事や生活習慣を心がけることが大事である。

第2章

抜歯・抜髄が招く恐ろしい全身の病気

なぜ歯医者は神経を抜きたがるのか

そもそも歯や歯の神経を抜くのは歯医者であり、みなさんが選択していることではありません。ですから歯医者に「神経を抜きましょう」といわれたら、それがベストな治療法だと思うのは当然です。しかし、これはあくまで、あなたが今、歯が痛むと訴えているから、その痛みを取るには神経を取ってしまえばいいという「対症療法」であって、「原因療法」ではありません。日本の歯科医療全体が、間違った治療法を行っているのです。

ところでみなさんの中には、歯の痛みが自然に治った経験がある人もいるのではないでしょうか。私自身も、多くの患者さんからそのような話を聞いています。そして「いつもは痛みが自然に治まるけれど、今回は治まらなかった」といって来院されるのです。つまり歯髄の痛みの原因、歯髄炎は、自然に治ることが多いということです。その事実は、実は多くの患者さんを診ている歯医者が一番よく知っているはずなのに、それが意味することは一切考えず、歯科大学で習った「歯髄炎は治らない」という間違った知識のもとで、すぐに神経を抜こうとします。しかし、歯の神経や歯は、絶対に抜いてはいけません。1度抜くと、2度と戻らないばかりか、さまざまなトラブルが連鎖的に起こるからです。

抜髄で歯周病を発症

歯の神経を抜くと、歯周病になります。血流が途絶えて死んでしまうため、体が異物反応を起こして、歯を押し出そうとするからです。そして、いずれは抜けてしまうでしょう。かつて私が診た患者さんの姉妹は、姉は長年歯科クリニックに行かず、歯の治療を一切受けなかったにもかかわらず、歯周病がまったくありませんでした。しかし妹は歯医者にこまめに通った結果、ほとんどの歯の神経を抜かれてしまい、歯周病を発症してすべての歯が抜けてしまいそうでした。

歯の変色と破折

神経が生きていれば、第1章で述べたＤＦＴの働きにより、歯の象牙質やエナメル質の隅々まで栄養や水分が運ばれます。そして虫歯の発症を防いだり、歯の中にできた小さなヒビなどを自然に修復してくれるのです。しかし神経を抜いてしまうと、このDFTの流れもストップするため、歯の水分がなくなって乾燥してしまいます。そして結果的に折れやすくなってしまうのです。折れ方によっては、抜歯せざるを得ないこともあるでしょう。また歯の表面にある小さな穴に入り込んだ汚れを自浄することができず、次第に黒ずんでしまいます。

歯を抜くとほかの歯も抜けていく

抜髄した歯はトラブルが続き、結果的に抜歯することになる場合も多くあります。しかし歯は、1本1本形も大きさも異なり、それぞれの歯の機能や役割も異なります。たとえば前歯で噛み切ることはできますが、ご飯をすり潰すことはできません。親知らずを含め、全32本がそれぞれの機能を持っているため、「1本くらいなくなっても仕方がない」では済まされません。

さらに歯は、上下に相対する歯と噛み合うことで、噛む力のバランスをとっていま

抜歯によるほかの歯への影響

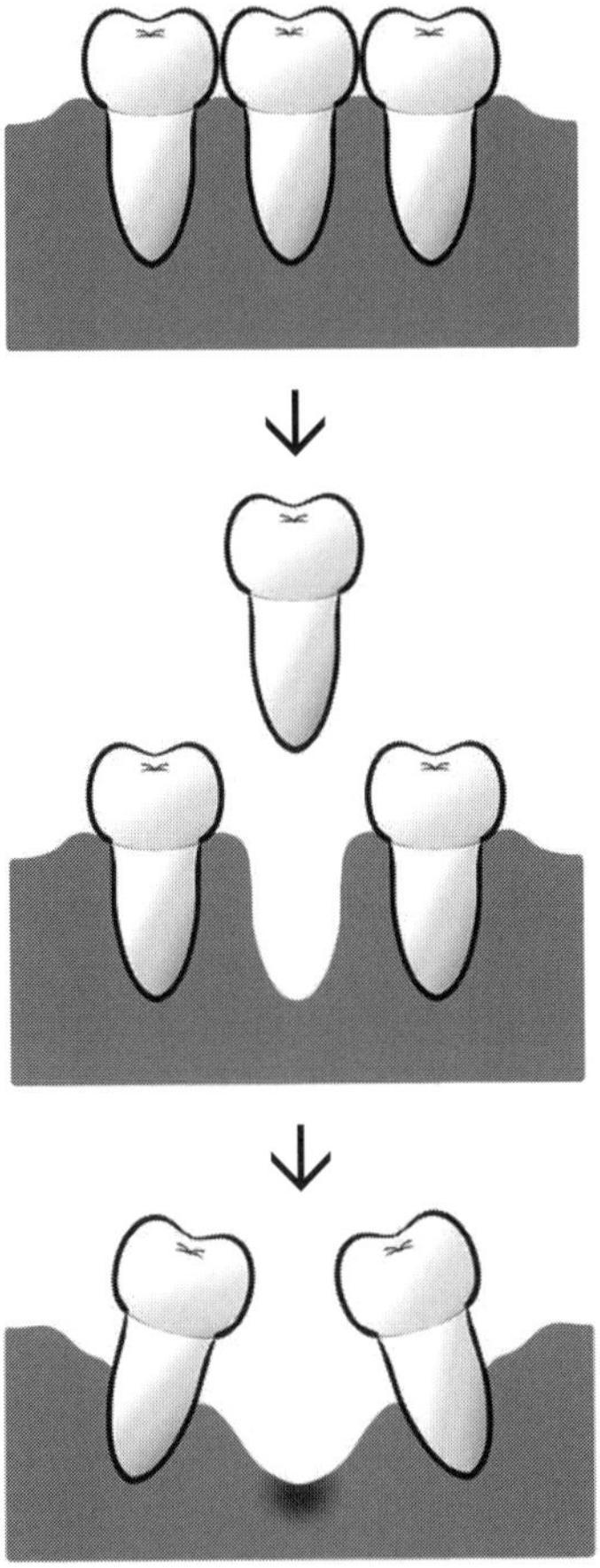

1本の歯を抜くことによって歯茎の骨が溶け始め、
周囲の歯にまで悪影響を及ぼしてしまう

す。そのため、1本でも欠けると残った歯で力を分散しなければなりません。つまり残った歯の本数が少なくなればなるほど、1本の歯にかかる負担が大きくなり、結果的に残った歯の寿命も短くなってしまうのです。

抜歯してなくなるのは、その歯だけではありません。歯を支えている歯茎の骨がどんどん溶け始めるため、まさに砂上の楼閣のような状態になってきます。すると今度は周囲の歯を支えている骨も溶け始め、歯が傾いたり、抜けたりと、次々にトラブルを引き起こすのです。

体の病気を引き起こす3つの原因

以上のことは、一見口の中だけで起こっているように見えますが、前述のとおり、歯と全身はDFTによってつながっています。ですから抜髄や抜歯は、全身の病気を引き起こすこともあり得るのです。それが、歯性病巣感染、ボーンキャビティ、菌血症です。

歯性病巣感染

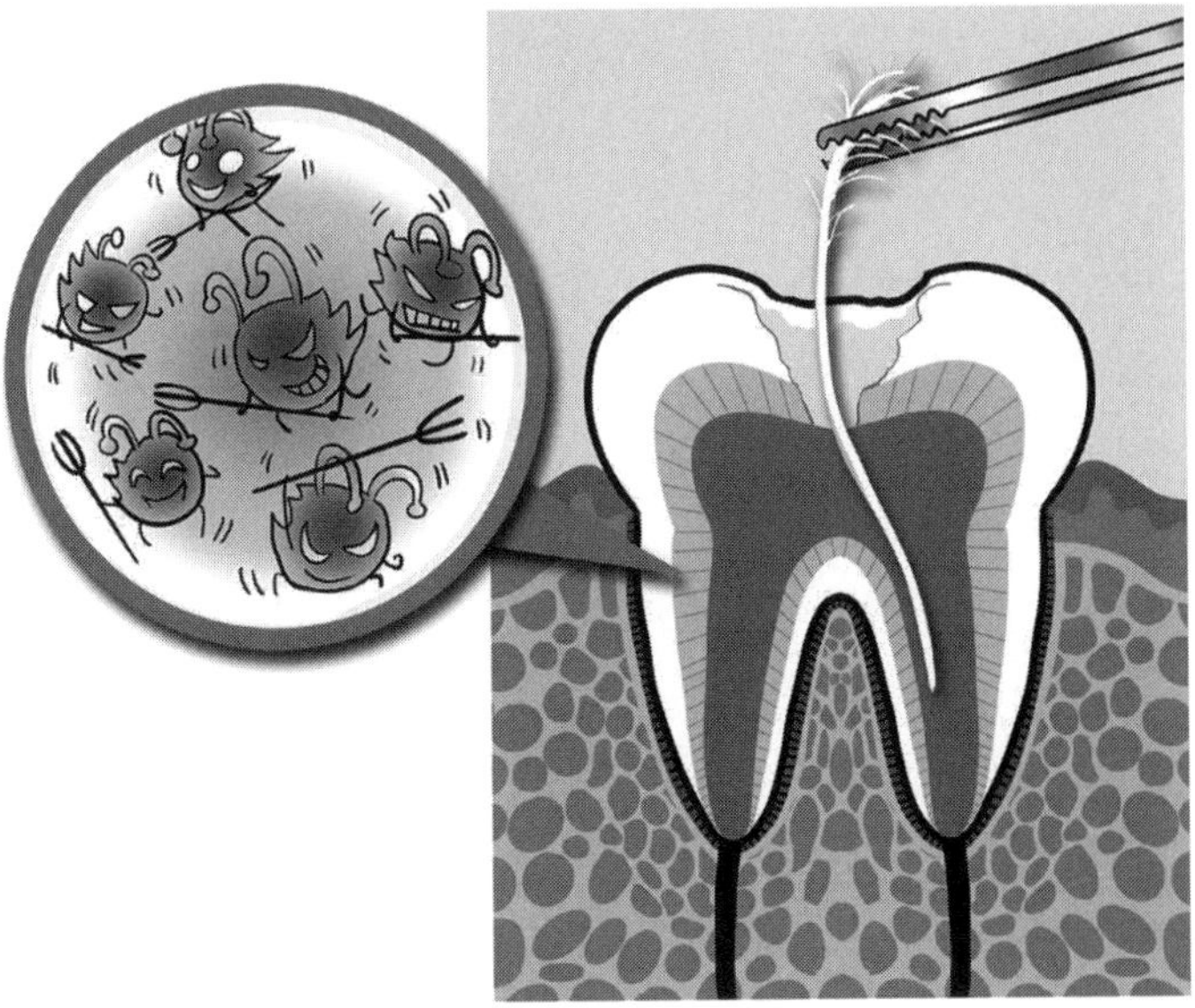

歯の神経を抜くことによって象牙細管の中に細菌が棲み着き、血流がないため爆発的に増殖、体の各臓器に感染してしまう

歯性病巣感染

歯の神経を抜いたときに口の中で起こる現象の1つが、歯性病巣感染です。歯性病巣感染とは、神経を抜いた歯の中に細菌が繁殖し、体中に感染することをいいます。歯の神経を抜くと、歯の根に血液が流れなくなり、象牙質の中を走る「象牙細管」という細い管の中に細菌が棲み着いてしまいます。血流がないため、象牙細管は細菌にとって最高の温床となり、爆発的に増殖して免疫機能に影響を及ぼし、体の各臓器に感染し炎症を起こすのです。

ここで問題なのは、たとえ歯の根の治療がきちんとできたとしても、時間とともに細菌は増えてしまうということ。つまり歯の神経を抜くと、ほぼ確実に病巣感染を起こしてしまうのです。

ボーンキャビティ

次に起こり得るのが、ボーンキャビティです。歯の根は、直接歯茎の骨とくっついているわけではなく、歯の根と歯茎の骨の間にある「歯根膜」と呼ばれる繊維でくっついています。この歯根膜は、抜歯をしても歯茎の骨の中に残ってしまう場合があります。特に矯正や親知らず、事故などで折れた歯を抜歯した際に残りやすいようです。

歯根膜が残ってしまうと、その周囲の骨は「まだ歯の根が存在する」と勘違いして、根を守るために周囲を強力な繊維で包み、空洞をつくります。この空洞が「ボーンキャビティ」と呼ばれるものです。

ボーンキャビティの内側は細菌にとっては栄養豊富で免疫機能からも守られる最高の温床になります。そして、ここで繁殖した菌や毒素が病巣感染同様、各臓器へと送られてしまうのです。

しかも困ったことに、ボーンキャビティは非常に小さいため、レントゲン等で発見することができない場合も多くあります。アメリカでは、ボーンキャビティをつくらない抜歯方法も行われているようですが、日本はそもそも、ボーンキャビティの危険性に対する認識が乏しく、ほとんど問題視されていないというのが現状です。しかし何度もいいますが、歯性病巣感染、ボーンキャビティは、全身の病気を起こすきっかけとなる恐ろしいものなのです。

ボーンキャビティの治療法は残念ながら現在のところ、基本的には手術で外科的に取り除くしかありません。ボーンキャビティはアゴの骨と緊密にくっついているため、その部分だけを除去するのが難しいのです。私がかつて行ったボーンキャビティの除去手術についてご紹介しましょう。

症例

ある患者さんから、「生理痛がひどく仕事もできなくて困っている」と相談がありました。歯を診ると、矯正のために小臼歯が抜歯されています。そこでCT写真を撮影して見てみると、抜歯した部位にボーンキャビティの空洞が見つかったため、私はこのボーンキャビティが原因で生理痛が悪化しているのではないかと疑いました。そこで私は、ボーンキャビティを周囲の骨ごと摘出するという手術を行いました。その結果、患者さんの生理痛はほとんどなくなったと報告がありました。

ちなみに私のところでの現在のボーンキャビティの治療は、『ストリークレーザー』を使ったレーザー治療で行っています。手術を行うと、今度は菌血症を起こすおそれ

ボーンキャビティ

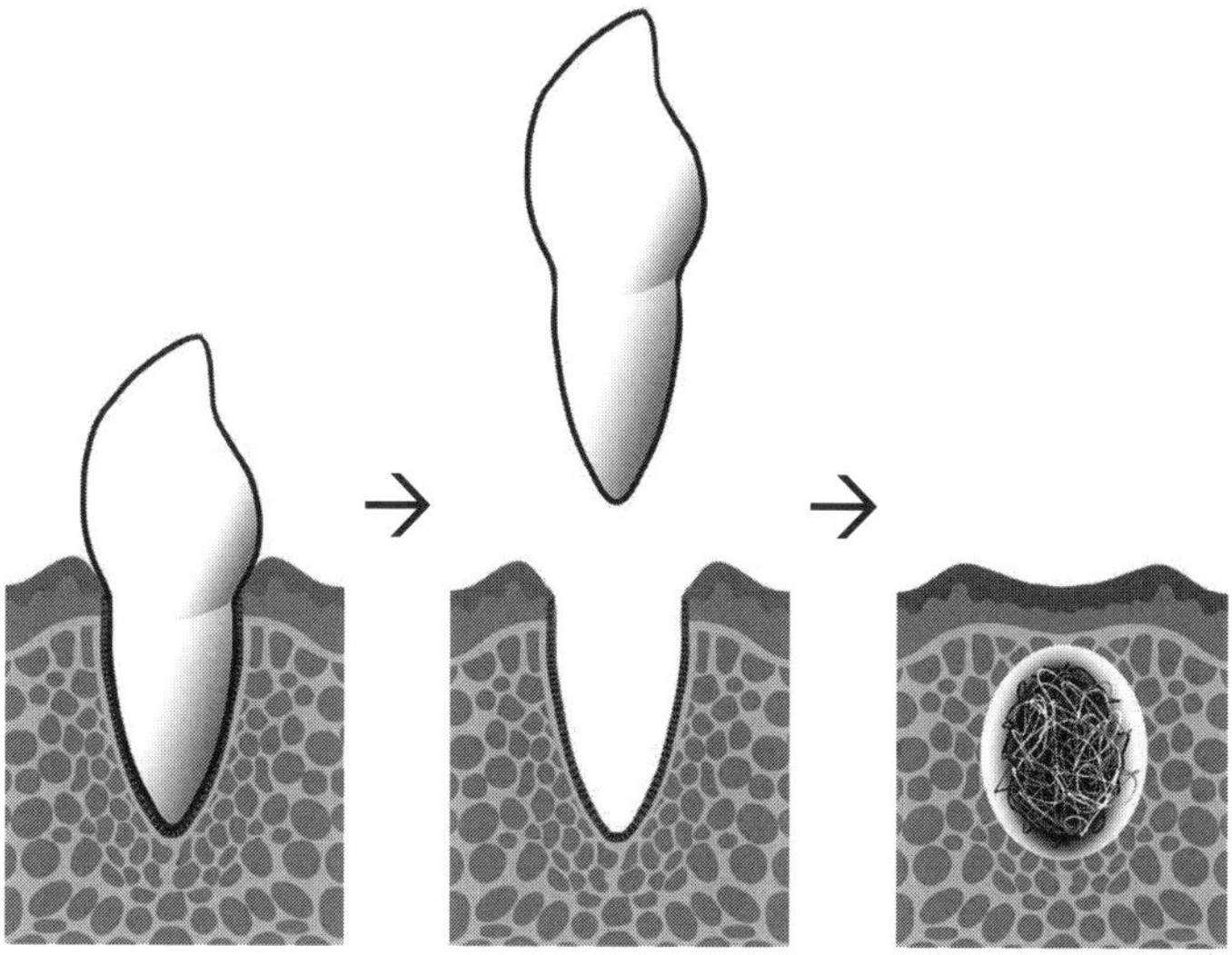

❶ 抜歯前

❷ 抜歯直後。歯は取り除いたものの歯根膜が残ってしまった状態

❸ 残された歯根膜を包むように骨の中に空洞ができて、その中で菌が繁殖してしまう

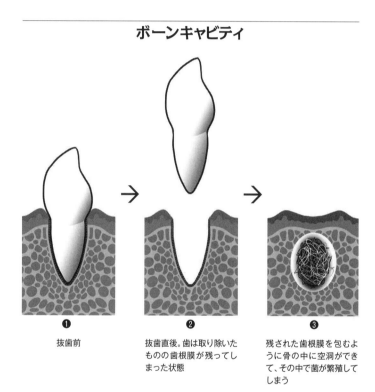

があるほか、麻酔効果の高い血管収縮剤入りの麻酔を使いたくないからです。この麻酔については、後述します。

歯原性菌血症

前章で紹介した歯性病巣感染やボーンキャビティは、主に歯の神経を抜いたり、歯そのものを抜いた際に起こり得る現象ですが、ほかにも口の中の細菌が全身に回って病気を引き起こすきっかけになるものがあります。それが歯原性菌血症です。

歯原性菌血症とは、抜歯をした傷や出血した歯茎から口の中に棲む細菌が血液中に入り込み、全身を巡る症状です。

歯性病巣感染、ボーンキャビティが、神経を抜いてDFTが正常に流れなくなったことに起因するのに対し、歯原性菌血症は、血管に細菌が入り込むという点で原理は異なりますが、いずれも歯から全身の病気を引き起こすきっかけになるため、気をつけなければいけません。

歯原性菌血症の恐ろしいところは、気づかないうちに細菌が全身を巡り、血管内壁に粥状《じょくじょう》アテロームと呼ばれるこぶをつくって動脈硬化を起こしたり、最悪の場合は血栓をつくって心筋梗塞や脳卒中など命に関わる状態を引き起こす可能性があるということです。ですから、すでに動脈硬化を起こしている患者さんの抜歯や歯茎の手術など、出血を伴う治療は避けるべきです。

日本赤十字社のホームページにも、献血できない人として「3日間遡って歯科クリニックに行った人」が挙げられていますが、これは歯科治療を行った人は歯原性菌血症を起こしている可能性があると認識されているということです。

多くの人は失って初めて、歯の大切さを認識します。

本来、その大切さを教え、歯を失わないための治療や指導を行うのが歯科医師であるはずですが、歯科医自身が歯を抜くことに何の疑問も持っていないというのが現状です。歯科医学教育の問題もありますが、1人1人が患者さんのためを思って治療行為を行ってほしい。そして患者さん自身にも、歯を抜いてはならないという事実を認識していただけると嬉しいです。

第2章のポイント

歯は絶対に抜いてはいけない。歯を抜くことによって口腔内のバランスが崩れほかの歯に悪影響を及ぼすのみならず、「歯性病巣感染」「ボーンキャビティ」「歯原性菌血症」などを引き起こし、ＤＦＴの逆流と同じように全身に有害な菌が回ることになる。

第3章

抜髄した歯と
病気になる内臓は
決まっている

どの歯を抜いたかによって病気になる臓器は決まっている

ここまでお読みいただき、歯と全身が密接につながっていることをだいぶご理解いただけたのではないかと思います。逆にいえば、歯の病気と全身の病気を切り離して考えてしまうと、治る病気も治らない可能性があるということです。

実際、アメリカやドイツではかなり研究が進んでおり、歯と全身の関連を裏付けるデータも多数ありますが、日本ではほとんど問題視されておらず、研究や技術が遅れているのが現状です。そこで私は、わが国においても独自のデータを分析して歯と全身疾患の関係を明らかにしたいと考え、「全身歯科研究会」を設立し、医師や歯科医師の会員とともに、さまざまな調査を進めています。

その結果、歯と全身の関係について、かなり興味深い事実が分かってきました。それは、抜髄（または抜歯）した歯の場所によって、病気になりやすい臓器が決まっている、ということです。このことは、私の40年の臨床経験からも体感していたことですが、全身歯科研究会でデータを集めたところ、その関連性の高さに驚かされました。

以下、歯と内臓の相関関係について、イラストを交えて詳しくご紹介します。すで

歯と臓器の相関図

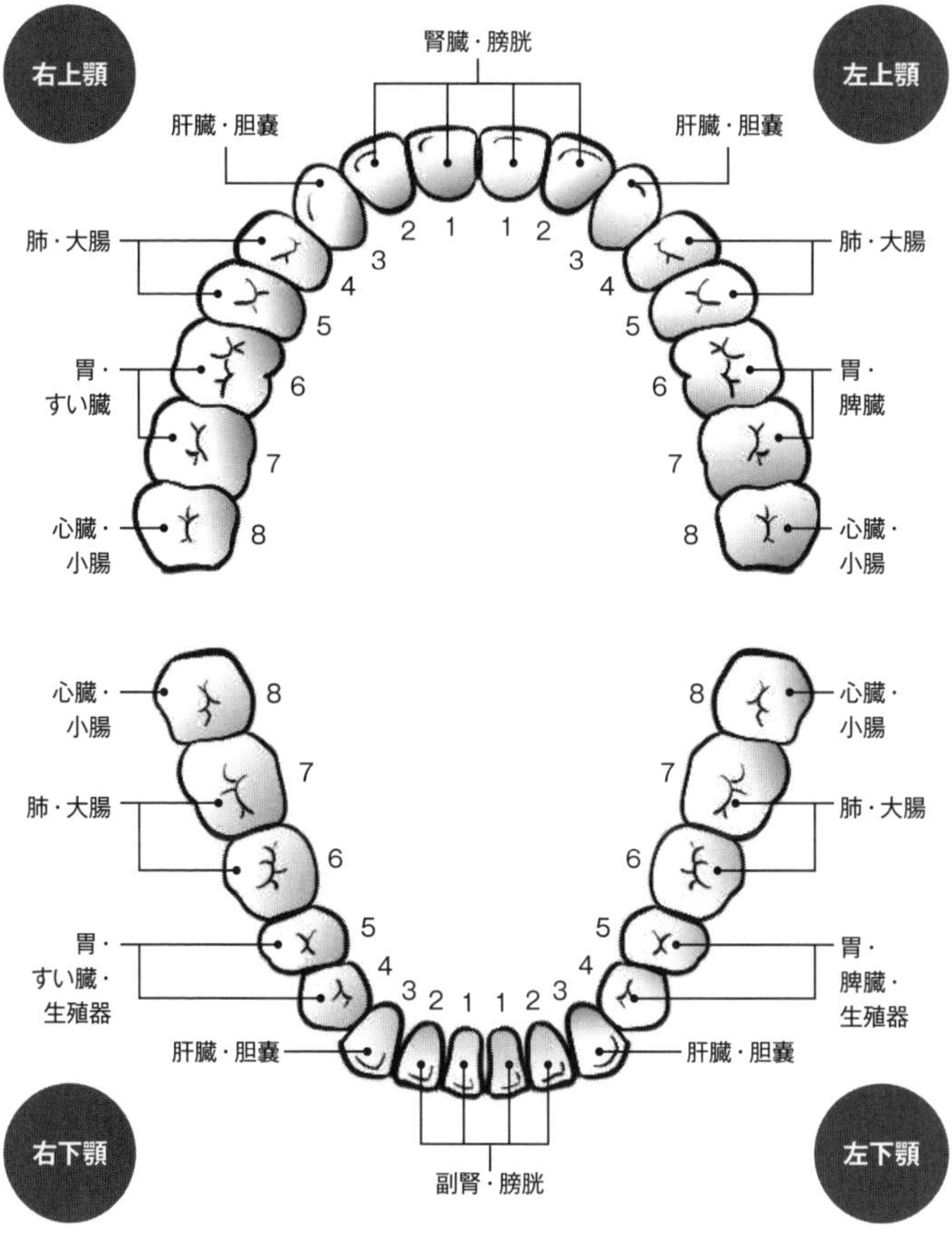

各々の歯を抜歯・抜髄することで、対応する臓器に大きく影響する可能性が考えられる

に抜髄経験があるという読者の中には、心当たりがある方も少なからずおられるのではないでしょうか。

❶下顎犬歯及び小臼歯と生殖器

下アゴの犬歯と2本の小臼歯を抜髄または抜歯した患者さんは、生殖器の病気を患っている場合が多く、その確率は約90%に上ります。特に小臼歯は、矯正のために抜くことが多い歯であることから、矯正経験のある女性の患者さんの多くに、子宮筋腫や生理痛、卵巣嚢腫、子宮がんなどが認められました。

一方、下アゴの犬歯は抜髄・抜歯することが少ないため、症例は少ないものの、やはり何らかの関係があると推察される結果が出ています。これらの歯の治療経験がおり、婦人科の病気をお持ちの方はぜひ、歯科クリニックで歯の状態を確認してもらってください。場合によっては、歯を治療することで症状が軽減することもあるかもしれません。

症例

知人の歯医者と食事をしたときのことです。同席していた彼の女性スタッフが、数年前から婦人科系の病気で悩んでいるというので、歯を見せていただいたところ、矯正のため下アゴの小臼歯が抜歯されていました。そこで後日、歯の状態をCT写真で確認してもらったところ、抜歯した部位の骨の中にボーンキャビティを発見したため、治療法をアドバイスさせていただきました。その結果、婦人科系の病気は治ったということです。

❷上顎前歯（中切歯・側切歯）と腎臓

上アゴの前歯（中切歯2本、側切歯2本）を抜髄・抜歯した人には、急性腎炎や腎機能障害をはじめとしたさまざまな腎臓疾患が多く見られます。上アゴの前歯は目立ちやすいため、形や審美的な理由から人工の歯を入れる人も多いのですが、その際神経の近くまで歯を削ることが多く、神経まで抜いてしまうこともあります。これを〝便宜抜髄〟といいます。

特に最近人気のオールセラミック人工歯は、歯質を削る量が多いこともあり、「神経が傷むといけないから」との理由で、ほとんど便宜抜髄してしまうようです。もちろん審美的な理由ではなく、不慮の事故等で前歯を折ってしまったというケースもあるでしょう。腎臓疾患は、症状に出ていなくても発症している場合がありますので、上アゴの前歯を抜髄した人は気になる症状があったら早めに病院に行くなど、注意したほうがいいでしょう。

症例

先日、ある女性の患者さんの問診票を確認したところ、腎障害の欄にチェックがありました。そこで口の中を見てみると、やはり前歯の神経が抜かれ、人工歯が入っていました。聞けば小さいころに神経を抜いてから人工歯を入れているため、何度も外れたり、歯茎が腫れて痛くなったり……と治療を繰り返しています。そこで炎症を抑えるために、シュガーコントロールを中心とした食事指導を行ったところ、その後は腫れることもなく安定していると喜んでいました。

❸下顎第一大臼歯と大腸

下アゴの第一大臼歯は、もっとも抜髄・抜歯が行われている確率の高い歯です。そもそも第一大臼歯は奥歯の中で最初に生えてくる歯で、虫歯になる確率も高いため、治療を受ける可能性もおのずと高まります。

この歯を抜髄・抜歯した人に多く見られた疾患が大腸がんや大腸ポリープ、便秘や下痢など大腸に関わる病気や不調で、特に大腸がんの人のほとんどが下アゴの第一大臼歯の治療が施されていました。なお大腸の病気には、症状に合わせた食事療法が効果的です（詳しくは第6章にて）。

❹親知らず

親知らずは、ほとんどすべての臓器に関連しているというのが特徴です。日本では、親知らずを抜くのは当たり前のようになっており、実際に多くの患者さんがすでに親知らずを抜いてしまっています。その理由として、まず磨きにくい場所にあるため虫歯になりやすいこと、まっすぐ生えなかった場合に痛みやすいなどの理由があります。たとえ虫歯はなく健康な状態でも「今後、痛みが出る可能性もある」といって抜歯してしまうのです。しかしそれは、実際に痛みが出てから考えればいいことで、健康な歯を抜くことなど、あってはならないことです。

それだけではなく、親知らずを抜歯するのは、かなりのリスクを伴うことになります。親知らずが生えている場所の下には、動脈血管や神経が通っている下歯槽管があり、抜歯時に万が一損傷すると、取り返しのつかないことになる場合もあるのです。

以上のように親知らずはあらゆる臓器とつながっており、抜歯の後に体調を崩したという話も多く聞いています。生えている歯で要らない歯、抜いていい歯など1本もないのです。

ちなみに、具体的にどの歯と関連があるかについて、わが国では明確なデータは得られていませんが、私の友人のリューマチ専門医が「リューマチ患者で歯が健康な人は見たことがない」といっているように、抜髄とリューマチには特に密接な関係があると考えられます。実際、私のクリニックにも多くのリューマチの患者さんが虫歯の治療に来られますが、歯の治療を終えた後、リューマチの症状が消えたり、軽減した患者さんが非常に多くいるのです。逆に、抜髄をした後にリューマチを発症した患者さんについては、歯の根が歯性病巣感染を起こしていないかなど、状態をチェックするようにしています。

症例

私が歯とリューマチは関係があるかもしれないと考えるようになったのは、今から20年以上前。当時、来院していた患者さんは、歩くのがやっとというほど重度のリューマチを患っていました。子供のころから歯が悪く、長年歯の治療を続けてきたようですが、3本目の歯の治療が終了した時点で急にリューマチの症状が消え、普通に歩けるようになったのです。その患者さんが「歯の治療以外に何もしていないし、食生活も変えていないのに不思議」といっているのを聞いて、歯とリューマチは関連があるかもしれない、と考えるようになりました。

全身歯科研究会でも、（私自身は抜歯は推奨していませんが）すべての歯を抜いて総入れ歯にしたところリューマチが治ったという患者さんについて報告されるなど、歯の治療でリューマチが治ったという例は、多くの歯医者が体験しています。現在も日本にはリューマチで苦しんでいる患者さんが多くいますが、リューマチ専門医と歯科医が互いに協力し合えば、さらに的確な治療が可能になるでしょう。またリューマチにも食事療法が有効である可能性があり、私も引き続き研究を進めていきたいと思っています。

第3章のポイント

歯を抜くことによって全身の病気になるのみならず、どの歯を抜いたかによって病気になる臓器も決まっている。特に親知らずに関してはすべての臓器に関係しているといってもよく、治療には厳重な注意が必要である。

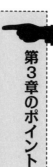

第4章

虫歯を削らずに治す方法

虫歯は自然治癒で治せる

第3章で述べたとおり、歯と全身の病気は深く関係していますので、虫歯や歯周病を放っておくことは、体調を崩す原因となります。ただし虫歯は削ってはいけません。削ったことをきっかけに歯の劣化が進み、歯の神経や歯を抜くことになれば、歯周病になる確率が非常に高まるからです。

実は虫歯は適切な健康管理で、痛みや進行を抑え、自然治癒を促すことができます。実際、私が4年前に確立した「小峰式完全予防歯科プログラム」を行っていただいた多くの患者さんが、すでに削らずに虫歯の自然治癒を体験されています。

【小峰式完全予防歯科プログラム】

① 唾液のpHを測定して全身の健康状態を把握

② 口腔内の視診（イ：虫歯になりにくい歯なのか、なりやすい歯なのか　ロ：歯周病になりにくい歯茎なのか、なりやすい歯茎なのか　ハ：噛み締めの有無、顎関節の状態　ニ：歯茎での重金属貯留の有無　ホ：血流状態、歯石・歯垢の有無　ヘ：

その他
③虫歯のレーザー診断
④虫歯があれば、その歯の神経の状態（炎症の有無）を確認
⑤歯周病の検査
⑥これら①～⑤を元に各患者個々人における食事指導を行う

この自然治癒を促すためには前述のＤＦＴの逆流を起こさないほか、以下の条件を整える必要があります。これらはいずれも、健康を維持するためにも非常に大切なことです。

唾液の量とpHが重要

虫歯を予防したり、進行を抑える大きな働きをしているのが唾液です。唾液には抗菌作用があるため、虫歯菌と呼ばれるミュータンス菌、ラクトバチルス菌の活動を抑えてくれるのです。また虫歯は、虫歯菌が発生させる酸が歯を溶かし、中へと侵入し

ていくというメカニズムで進んでいきますが、この酸を中和させるのも唾液の働きです。唾液に含まれるミネラルが、歯の再石灰化を助けてくれるのです。

しかし、これはあくまでも唾液のpHがアルカリ性に偏っている、という前提です。もし何らかの理由で酸性に偏っている場合、虫歯の進行を抑えるどころか、かえって虫歯になりやすくなります。そのため私は必要に応じて患者さんの唾液のpHを計っていますが、この唾液のpHは体全体の状態も表しており、健康状態とも大きく関係があります。pHが7・0以上のアルカリ体質の人は、非常に健康であるのに対し、7・0より下の酸性体質の人は活性酸素を打ち消す力も弱く、自然治癒力も低いため病気の人が多い傾向にあります。経験的に、がんの人はpHが非常に低く、6・2以下の人のほとんどががんであり、5・0になったら24〜48時間以内に亡くなる可能性が高いと考えています（アルカリ体質にするための方策は第6章の高血圧の項をご覧ください）。

このように虫歯予防に大きな役割を果たし、健康状態のバロメータにもなる唾液ですが、さまざまな要因により分泌量が減ってしまうことがあります。もっとも大きな

唾液の分泌量が減ってしまう主な要因

❶薬剤	病気を治すためのものである一方、体にとっては毒でもあるため、それを排出しようと体内の水分が血液に集まり「口渇」という副作用を起こしてしまう。
❷食品	塩と砂糖がよく知られている。塩分を摂りすぎるとミネラルのバランスが崩れ、ブドウ糖が多くなると高血糖になって、それぞれを排出しようと水分が血液に集まるため口が乾いてしまう。
❸ストレス	ストレスを受けると自律神経の交感神経が緊張状態になり、唾液が分泌されにくくなる。ケンカをしたときなどに口が乾くなどの現象がそれにあたる。
❹水分不足	自分では気づきにくいことも多い。コーヒーや紅茶は利尿効果が高く、いくら摂っても尿として排出されてしまうため、飲むなら白湯などが望ましい。

要因となるのが、薬剤です。薬剤についてはすでに、DFTを逆流させる要因として挙げましたが、唾液が出にくくなる原因としても知られています。実際、多くの薬に「口渇」という副作用があり、特にステロイド剤（副腎皮質ホルモン薬）、向精神薬（精神安定剤、睡眠剤など）、降圧剤（高血圧の薬）は唾液が出にくくなるとして有名です。

なぜ薬を飲むと口が乾くのか。それは薬が病気を治すためのものである一方、体にとっては毒でもあるからです。そのため、体は「有害なものが入ってきたから、水で薄めて排出したい」という機能が働き、体内の水分が血液に集まります。そのため「もっと水分を摂ってほしい」と口が乾くのです。

また食品の中にも、唾液の量を減らしてしまうものは多くあります。よく知られているのが塩と砂糖です。これらも薬剤同様、体が自らバランスを整えるために起こる現象です。塩分を摂りすぎると、血液中の塩分が増えすぎてミネラルのバランスが崩れ、血液中のブドウ糖が多くなると高血糖になるため、体内の水分が血液に集中し、全身の水分が足りなくなって口が乾くのです。

続いて挙げられるのが、ストレスです。ストレスを受けると自律神経の交感神経が緊張状態になり、唾液が分泌されにくくなります。交感神経は戦いのホルモンといわれていますが、みなさんの中でケンカしたときなどに、口の中が乾く体験をしたことがある人もいるのではないでしょうか。

さらに唾液不足の原因として、そもそも水分をあまり摂っていない場合があります。するとと当然、唾液の分泌量も少なくなってしまいます。水分不足は、日常生活で慣れてしまうと気づきにくいのが難しいところです。また喉が渇いたときにコーヒーや紅茶を飲んでいる、という人も、水分不足に陥っている可能性があります。コーヒーや紅茶に含まれるカフェインは利尿効果が高いため、摂っても摂っても尿から出ていってしまうのです。

なお水分補給は、冷たい水より白湯のような温かいお湯で行うのが理想です。温かいお湯は胃腸の機能や免疫力を高める効果もあるからです。内臓機能がもっとも効果的に働くのは体温なので、それより少し高いくらいがいいでしょう。一般的に胃腸機能の低い人は内臓温度も低いといわれていますので、極力温かいお湯を飲むことをおすすめします。反対に冷たい水を飲むと消化システムが停止してしまうので、特に食事前に冷たい水を飲むのはやめましょう。

低体温で抵抗力が弱まる

近年、平均体温が低い人が増えていますが、低体温になると抵抗力が弱まり、病気になりやすくなります。また白血球の活動が鈍くなるため、虫歯の自然治癒力も弱まってしまいます。以下に挙げる体温上昇プログラムで体温を上げ、強い体と強い歯をつくりましょう。

●極力冷たいものを飲食せず、食事の最後は必ず温かいものを飲む。
●入浴は体温より少し高い38℃くらいの温度で、半身浴で30分間以上行う。
●入浴時に座禅を組み、3~5秒間かけて鼻から息を吸い、3~5秒間息を止め、3~5秒間かけて息を口から吐き出す呼吸法を15セット行う。
●風呂から出る前に首の周りに冷たいシャワーを浴びるか、冷たいタオルを巻くなどして冷やす。

●普段から首の周りは冷やさないよう心がける。

首の周りを冷やすと、体が冷えていると錯覚し、体温を上げようと働きます。しかし冷やすのは、体が温まった風呂上がりだけで、普段は体温が逃げないよう、首の周りは温めましょう。私自身、以前は体温が35・5℃以下しかなく、常に風邪をひいたり、体調を崩しやすい状態でしたが、今では体温も1℃以上上がり、風邪はまったくひいていません。

自律神経の乱れが病気をつくる

自律神経は、交感神経と副交感神経のバランスが大切です。一般的には、交感神経を落ち着かせ、副交感神経を優位にするのがいいといわれていますが、私は長い臨床の経験から、必ずしもそうではないと考えています。もちろん、交感神経が過度に高ぶった状態は、さまざまな病気を引き起こす可能性があります。しかし副交感神経が過度に優位な場合も、病気にかかりやすくなるのです。

というのも、そもそも交感神経とは、戦いのホルモンであり、病気とも戦ってくれています。みなさんの中には、忙しくて風邪などひいている暇はないと思っている間は風邪をひかず、休日など気が抜けたときに風邪をひく、という経験をしたことがある人もいるのではないでしょうか。これは忙しいときは交感神経が緊張し、戦いのホルモンが分泌されるため、血管を収縮させてウイルスに感染しにくくしているためなのです。

逆に副交感神経が優位になると血管が拡張し、ウイルスが入りやすくなるため、風邪をひきやすくなる傾向があります。大切なのはバランスで、ベストは副交感神経が少し優位な状態です。交感神経が常に高い人はオンオフを上手に切り替え、副交感神経が常に高い人は、あえて緊張感のある場面をつくって交感神経を刺激するといいでしょう。自分の頬を叩くだけでも効果はあります。

歯の神経の痛みを和らげる方法

以上の内容は、虫歯を予防する方法であると同時に、虫歯の進行を抑え、自然治癒

自律神経(交感・副交感)の働き

交感神経優位	◀・・・・・・▶	副交感神経優位
悪い	血行	良い
速い	脈・心臓の鼓動	遅い
上がる	血圧	下がる
浅い 速い	呼吸	深い ゆっくり
多い	活性酸素	少ない
低い	体温 体温はどちらに極まりすぎても低く 副交感やや優位で高くなる	高い
抑制	胃腸の働き	活発
病気	健康 健康状態もどちらに極まりすぎても 悪くなりバランスが大事	病気

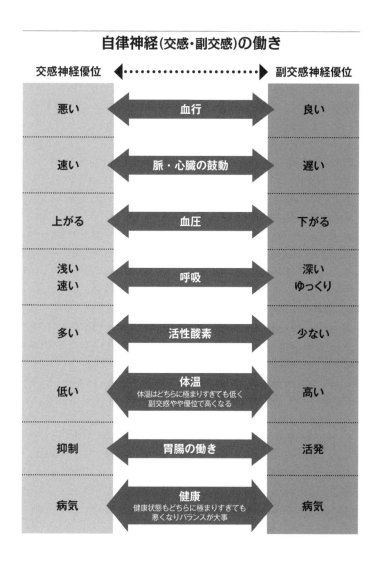

を促してくれる方法ですが、今まさに歯が痛くて我慢できないということもあるでしょう。しかしその場合も、いきなり歯医者に駆け込むのはやめてください。その状態で歯医者に行ったら、劇薬に近い麻酔をされ、高確率で神経を抜かれてしまいます。

歯髄炎になると、砂糖を含む甘い食べ物を摂取したときに冷たいものがしみるようになりますが、この段階ではシュガーカットで痛みを抑えることが可能です。しみるということは、神経が外部からの刺激に反応しており、まだ神経が元気だということだからです。歯の神経が痛む場合、最初に試していただきたいのは、砂糖を完全に断つシュガーカットです。これまで述べてきたように、歯髄炎はDFTが逆流したとき、口の中の細菌が歯に入り込んで起こります。そして、その逆流を引き起こすスイッチとなるのが砂糖ですから、痛みを抑えるには、砂糖を摂らないのが大前提となります。

とはいえ、外食したときや人からすすめられたときなど、砂糖を摂ってしまうことはあるでしょう。ときに砂糖が入っていると気づかないで口にしていることもあるかもしれません。というのも日本の食品は、食品成分表の記載義務はあるものの、抜け穴がたくさんあります。たとえば最初の原材料に砂糖が含まれていても、記載するのは製品化したときの成分のみでいいことになっているため、砂糖の含有が表示されません。表示がなくても、砂糖を含んだ食品はたくさんあるのです。

うっかり甘いものを食べてしまったときは、早い段階でミネラルや脂溶性ビタミン（ビタミンA・ビタミンD・ビタミンE・ビタミンK）、そして食物繊維を大量に食べることで、ＤＦＴの逆流を防ぐことができます。

問題は、冷たいものより温かいもののほうがしみるようになった場合。この段階になると神経はほとんど機能しておらず、内側が炎症を起こしているということになりますので、自然治癒は難しくなってきます。でもあきらめないでください。

削らないドックベスト療法とは

削らない虫歯治療を実践している私が採り入れているのが、歯を削らず、痛みをほとんど伴わずに虫歯が治療できる「ドックベスト療法」です。ドックベスト療法とはアメリカで開発されたもので、ドックベストセメントという薬を使います。成分には、殺菌作用のある銅２％と鉄１％、そして複数のミネラルが含まれており、虫歯の穴に詰めることで、虫歯菌を死滅させ、歯の再石灰化を促してくれるものです。所要時間わずか約10分、フタで密閉して新たな菌の侵入を防げれば、治療は完了です。

施術してすぐに痛みは治まり、進行も止まりますが、虫歯が消えてなくなったわけではありません。菌のない密閉した環境で1~2年間、じっくり時間をかけて再石灰化し、元に戻っていきます。その間、重要なのは、シュガーコントロールまたはシュガーカットを行うこと。DFTの逆流を起こさないことで、虫歯への刺激を抑え、自然治癒を進めていくのです。それさえ気をつければ、気づいたら虫歯が治っているという、まさに夢のような治療法です。

私がドックベストに出会ったのは2006年のことでした。知人から「アメリカに虫歯を自然に治してくれるセメントがある」と聞き、半信半疑ながらサンプルを取り寄せ試してみたところ、本当に虫歯が治ったのです。驚いた私は、急いで開発元であるアメリカ・ヒューストンにあるCoolly & Coolly社に飛び、正式にドックベスト療法を学んできました。

歯を削らずに虫歯が治療できるドックベスト療法は、患者さんの歯と全身の健康を守る理想的な治療法だと確信した私は、日本にも普及する活動を始めましたが、これ

ドックベスト療法の手順

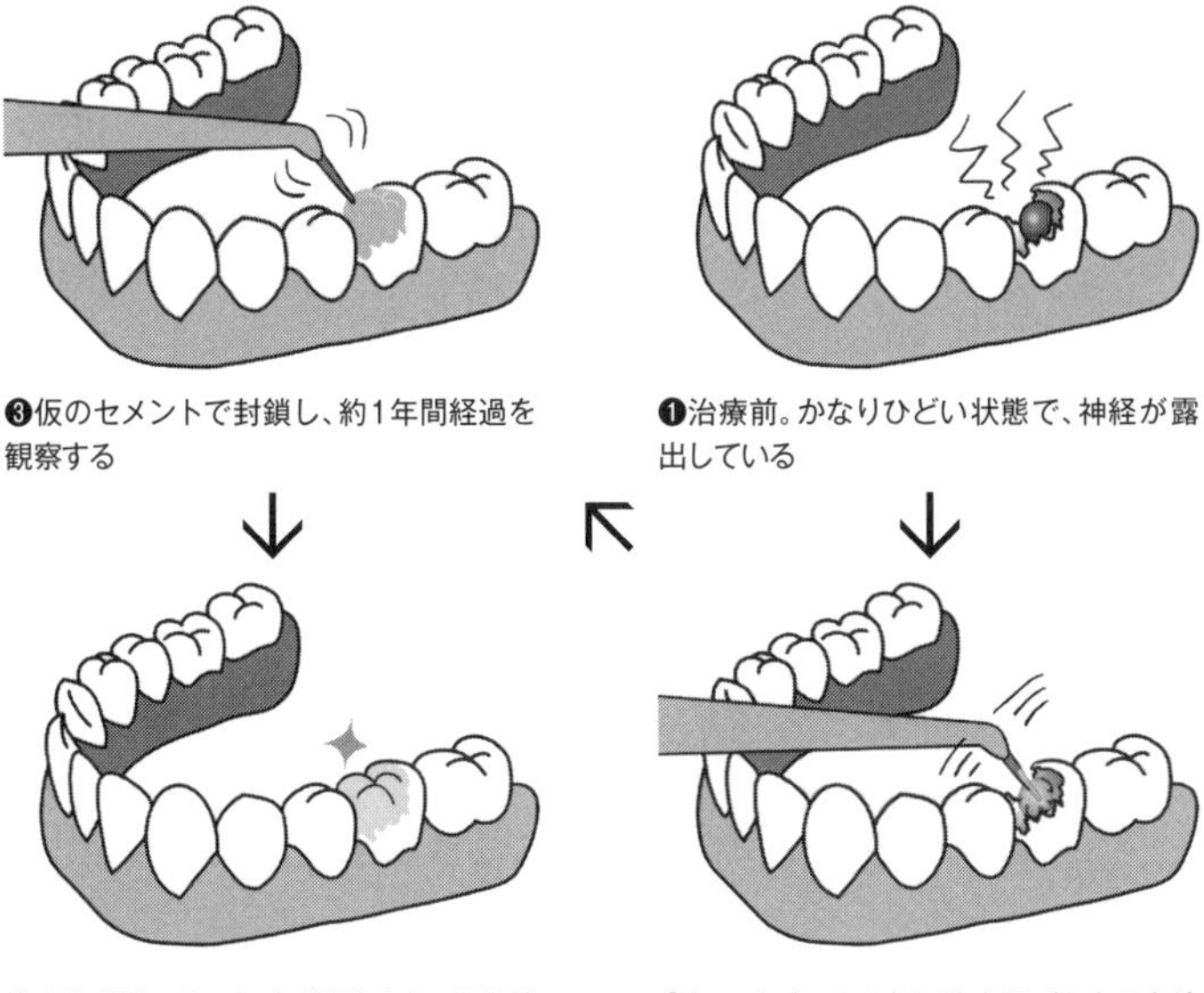

❶治療前。かなりひどい状態で、神経が露出している

❷ドックベストの粉ほかを混ぜたものを塗布した後、さらにドックベストを充填

❸仮のセメントで封鎖し、約1年間経過を観察する

❹虫歯が治ったことを確認したら、最終仕上げを経て治療は終了

までの歯科医学の常識を覆す治療法であるため、「虫歯が削らずに、自然に治るはずがない」と懐疑的な意見がほとんどでした。が、地道に活動を続けた結果、私と同じように削らない虫歯治療を目指す歯医者が徐々に採り入れ始め、今では全国150軒を超える歯科クリニックで、ドックベストセメントを使った治療を行っています。

一方、ドックベスト療法のデメリットは、保険適用外であるということです。そのため自由診療となり、保険診療に比べると1回の治療費は高くなってしまいます。しかし1治療に対する通院回数が少なくて済み、神経を残せることから抜歯に至ることが少ないため、治療を何度も繰り返したり、将来的に歯周病から入れ歯やインプラントになる確率も低いので、結果的にはかなり安く抑えられると確信しています。

できるだけ神経を抜かずに治す方法

自然治癒が見込めない場合、歯医者に行くしかありませんが、できるだけ神経を抜かない治療を行っている歯医者を選んでいただきたいと思います。少しでも神経を残しておけば、自然治癒力によって、神経が再生する可能性がありますが、抜いてしまっ

ストリークレーザー

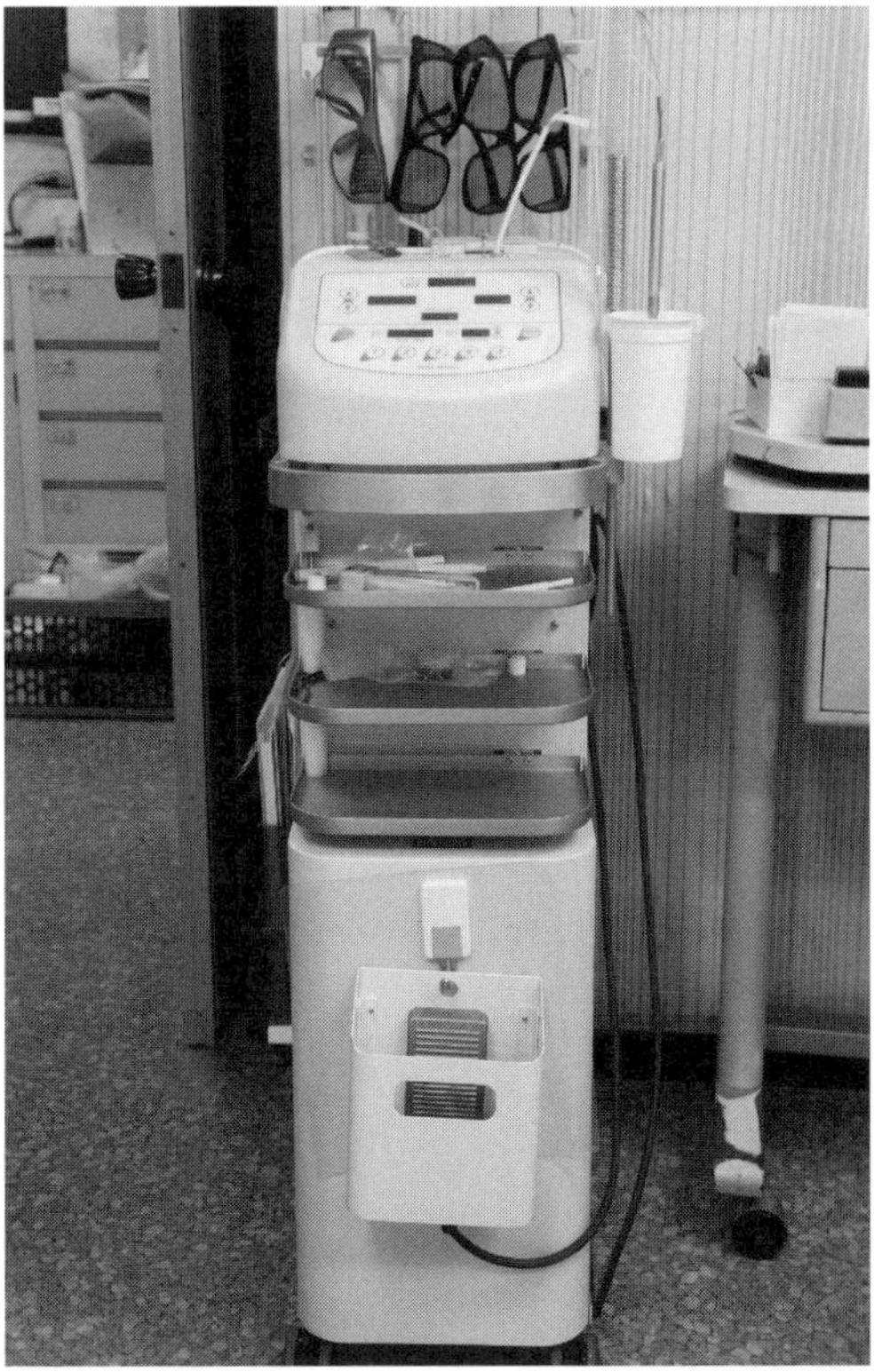

麻酔なしで神経を焼き切ったり歯茎を切ったりすることができる、最新の特殊レーザー機器。これによって治療の幅も質もぐっと向上した

たら、その可能性を断ってしまうことになります。そして歯と全身にさまざまな悪影響が及ぶのです。

私はかつて、歯の根の治療の回数が少ないほど予後が良い、という論文を学会で発表したことがあります。逆にいえば、歯の根の治療に時間を費やすことは、患者さんの来院の負担を増やすだけでなく、その間に菌に感染させるリスクも増えるということです。そのため私は、歯の根の治療もできるだけ1回で終わらせるようにしています。

昔、私のドックベスト療法を受け、その後別の歯医者で勝手に歯の神経を抜かれてしまい、慌てて当医院へ来院された患者さんがいらっしゃいました。すでに神経は抜いてしまい、薬も何も入れていないと説明を受けたようです。そこで、根の治療を始めようとすると「痛い！」というのです。なんと抜いたはずの神経が復活していたのです。

実は日本で一般的に使われている薬剤は劇薬に近いほど強力なので、使用すると生きている可能性がある神経まで殺してしまいます。しかし私は、ドックベストという天然素材を主成分とした薬剤を使用しているため、このような現象が起きたのだと考えられます。

ここで私が近年行っている治療法をご紹介しましょう。

まずはズキズキした痛みを取るために、患部に超高濃度麻酔液を塗り、レーザーで歯に小さな穴を開けて内圧を抜きます。痛みの原因は、密閉された歯の中に白血球が次々に流れ込んで内圧が上がっているからです。こうして痛みを取り除いた後、炎症を起こしている神経を特殊レーザーで焼き切ります。経験的にはこの段階で、歯の根の神経を残しておいても痛みがなくなることがほとんどです。歯の根には白血球が集まりやすいため、うまくいけば自然治癒が促され、神経も再生するでしょう。

この治療は、最新の特殊レーザー『ストリークレーザー』を使うことで可能になりました。レーザー機器にはさまざまな種類がありますが、麻酔なしで神経を焼き切ったり、歯茎を切ったりできるのは、今のところこのストリークレーザーだけだと考えています。

とりあえず痛みの原因を取り除いた後、歯髄診断機で歯の神経の状態を確認します。歯の神経が生きていて、その後痛みが起きないようであれば、とりあえず経過観察し、食事療法を行って自然治癒を促します。逆に痛みなどの症状がある場合は、神経が生きようとしている証拠ですから、まだ望みがあります。この場合、症状が少しずつ軽くなっているようであれば食事療法、悪化しているようであれば根管治療を行います。仮に歯の神経が完全に死んでいたとしても、人間には自然治癒力が備わっていますから、やはりしばらく経過観察させていただきます。しかし、それでも悪化するようであれば、治療を施すことにしています。

神経を殺す麻酔薬

実は歯の神経が死んでしまう一因として、歯の治療で使う麻酔薬もあります。多くの歯科クリニックで使用されている麻酔薬は、その効果が患部に留まって長く続くよう、血流を止める血管収縮剤が含まれています。そのため治療が終わってもしばらく効果が続き、口や舌がしびれてしまうのです。

しかし、血流を止めてしまうことは非常に危険です。歯茎の血流が1～2時間止まると、その間に細菌が感染したり、最悪の場合、組織が死んでしまうこともあるのです。私自身、かつては血管収縮剤入り麻酔薬を使用していましたが、この事実を知ってすぐに血管収縮剤が入っていない麻酔薬に切り替えました。この麻酔薬はすぐにしびれが取れるため、患者さんにとっても気分がいいようですが、そのぶん治療の途中で切れることがないよう、手際よく済ませる必要があります。

症例

左下の小臼歯のあたりが痛むといって来院された患者さん。聞けば、左下の第二小臼歯を別の歯科クリニックで削った後に痛くなったといいます。それを聞いて私は、歯を削ったことで歯の神経が炎症を起こしているのだろうと思いました。そこで歯の神経の状態を検査してみたところ、なんと削った歯の神経は問題なく、手前の第一小臼歯が炎症を起こしているではありませんか。

一切削ったり治療を施していない歯の神経がなぜ炎症を起こしてしまったのか。それはおそらく、歯を削る際に血管収縮剤入りの麻酔を投与したことで、隣の歯の根の先の部分の血流が止まり、そこから菌が感染して炎症を起こしてしまったと考えられます。

自然治癒を促進させるレーザー治療

私のクリニックではレーザー治療でＬＬＬＴ（Low Level Laser Therapy：ロー・レベル・レーザー治療）を応用しています。これは、レーザービームを歯の神経に照射し、歯の神経内の血液の流れを数倍早くして自然治癒を促進させる治療法で、うまくいけばその場で痛みが消えることもあります。このレーザー治療は継続して行い、それでも痛みが治まらなければ最終手段として、麻酔なしで歯の神経が炎症を起こした部分だけレーザー治療で除去します。一般的な麻酔を行うと、炎症部位と健康な部位との判別ができないためです。炎症を起こした神経のみをレーザーで除去し、健康な神経を残してドックベストセメントで封鎖をすれば、残された神経は正常に復活するでしょう。

レーザーによる治療では、まずは間接療法を試み、難しければ直接療法を行っています。

炎症を抑える間接療法

まずは炎症を起こしている部位周辺に、高周波を当てて血流を促し、白血球を増やして炎症を抑える治療を試みます。しかし痛みを伴うこともあるため、その場合は痛みを伴わないレーザー治療に切り替えます。

前述したとおり、当クリニックでは『ストリークレーザー』という機器を使用しています。これを使うと、血管を拡張せずに血流を促すことができ、痛みを伴わずに炎症を抑えることができるのです。炎症で顔が腫れていた患者さんも、その日のうちに腫れが引き、痛みも消えてなくなります。ほとんどの場合は、この治療で終わりますが、ごく稀に痛みが消えず、治癒しない場合もあるため、その場合は次の直接治療を行うことになります。

部分的に除去する直接療法

直接療法を行うケースは非常に少なく、年に1人いるかいないかという頻度ですが、疲労しきって健康状態が悪化している場合などは、直接療法を行います。この治療は、最初は麻酔なしでの施術を試みます。というのも、麻酔を使うと血管が収縮して血流が止まってしまうため、自然治癒力を持つ血液の供給がなくなり、かろうじて生きていた歯の神経が死んでしまう可能性もあるからです。どうしても痛みに堪えられない場合は、麻酔を施しますが、その場合は一般的な麻酔剤ではなく、血管収縮剤未配合の麻酔剤を使用します。

続いて、歯の根の治療に入りますが、この治療にも歯茎からアプローチする場合と、歯の上からアプローチする2通りの方法があります。

歯茎からのアプローチ法

あくまで歯を削りたくないので、まずは歯茎からアプローチする方法を試みます。最初に血管収縮剤未配合の麻酔を行い、歯茎から膿が出ている状態であれば、その穴から高周波チップを差し込みます。そして根の先を200～300℃近い熱で照射し、菌を殺し治癒させるのです。不整脈で使われる治療法を歯科に応用したもので、少ない回数で根の治療を完了することができるほか、生き残っている神経にほとんどダメージを与えないため、復活が期待できます。

ストリークレーザーを使って行うこともあります。炎症部位に1万分の1秒、2700℃の熱を照射するため、麻酔をしなくても痛みはなく、人体にも害はありません。当クリニックではここ数年、この治療方法中心で行っていますが、成功率が高くほぼ1回で治療が終わるため、患者さんからも人気の施術法です。

歯からのアプローチ法

一方、歯茎からアプローチできない場合は、歯からアプローチすることになります。これは日本で一般的に行われている方法で、歯の表面側から根の先まで削って穴を開け、薬や器具が届くようにします。しかし、この治療は1度で終わらないため何度も処置をすることになるうえ、成功率が高いとはいい難いため、私は近年この方法をとったことがありません。また、かなり歯を削ってしまうので、いずれ歯が折れる可能性も高くなります。

このように私はできる限り、歯を削らずに虫歯を治すため、最新の技術を使いながら新しい治療法を確立しています。しかし、あまりに悪化してしまうと、いくら削らない治療を施しても、予後は悪くなります。ですからみなさんも普段から、砂糖の摂りすぎに注意して虫歯予防を心がけていただきたいと思います。

第４章のポイント

さらなる歯の劣化を招くため、虫歯は絶対に削る治療をしてはいけない。虫歯予防プログラムで体のコンディションを正常に戻していくことや、ドックベスト療法で自然治癒を目指すことが望ましい。

第5章

歯周病は食事療法で治る

歯周病の原因は歯磨きより食生活

続いては、近年みなさんの関心が高い歯周病について考えていきましょう。歯周病はかつて「歯槽膿漏（しそうのうろう）」といわれていました。私自身、学生時代には「歯槽膿漏とは病名ではなく、歯茎から膿が出る状態」と習っていたため、高齢者の病気であるという認識でした。さらに現在に比べると、歯槽膿漏状態の人も少なかったように思います。しかし近年は、子どもにも歯石が目立ち始め、食の欧米化による口のトラブルが明らかに増えていると実感しています。

では歯周病はどのように起こるのでしょうか。日本では、歯周病は細菌感染症であるとされていますが、実はアメリカでは新たな見解が主流となりつつあります。現に、アメリカの歯周病学会において2012年、「歯周病は細菌感染症であるとの認識は覆された」と当時の学会会長がコメントしています。

確かに歯周病の原因とされるAA（アクチノバチルス・アクチノマイセテムコミタンス）菌とPG（プロフィロモナス・ジンジバリス）菌は多くの人の口の中に存在します。しかし、それでも歯周病を発症する人としない人がいるのです。これについてアメリカの歯周病学会は「歯周病になるかならないかは、歯周組織の細胞環境に関係がある」と述べています。

一方日本の歯周病対策は、歯周病菌の原因となる歯垢をブラッシング等で取り除くこととされています。歯科医院でも歯茎の検査をしてから歯石を取り除き、ブラッシングの指導を受ける、というのが一般的な流れです。それでも歯周病が治らない場合、抗生剤療法が行われます。これはまさに、「歯周病は感染症である」という考えから行われているものです。確かに抗生剤はすぐに効果を発揮するため、その場は改善するかもしれませんが、服用を中止すると再発し、さらに悪化してしまうことも多いようです。

それだけではありません。抗生剤は歯周病菌だけでなく腸内細菌まで死滅させてしまうため、服用してしばらくすると全身の免疫力が著しく低下し、さまざまな病気を発症させるおそれがあります。歯周病菌は少ないほうがいいのはもちろんですが、菌のすべてが悪さをするというわけではありません。人間はさまざまな菌と共生しているのです。

では歯周病の真の原因は何なのでしょうか。アメリカの歯周病学会が挙げたのは、炭水化物の過剰摂取のほかカルシウムの摂りすぎやマグネシウム不足など、今までの健康的な食生活の考えを覆すようなものでした。以下、歯周病の原因と、私が行っている食事療法について、ご紹介しましょう。

❶炭水化物の過剰摂取

私はアメリカの歯周病学会の発表前から、虫歯同様、歯周病も生活習慣に原因があるのではないかと考えていました。そこで食事調査を行ったところ、歯周病の患者さんの食生活にも明らかな特徴がありました。それは、ほとんどの方が「炭水化物が大好き」ということでした。炭水化物を食べすぎている人は、歯の周りにベットリと歯垢が付着するので、すぐに分かります。付着した歯垢は、ブラッシング等できれいに掃除ができれば良いかもしれませんが、毎日完璧なブラッシングを行うのは、かなり大変なことではないでしょうか。

では実際、どれくらい食べすぎているのでしょうか。人間にとっての炭水化物は、車でいうガソリンにたとえることができます。車の場合、余ったガソリンはタンクにそのまま貯蔵できますが、人間の場合、余った炭水化物は脂肪に変えられ、脂肪細胞に蓄えられます。そして、この脂肪細胞が健康に対してさまざまな悪さを働き、その1つが歯周病なのです。

つまり歯周病を予防するには、使い切れるだけの炭水化物を摂取すれば良いということになります。目安として、炭水化物を含む食事を摂った30分後に、歯に歯垢がついていたら、炭水化物の摂りすぎです。というのも、ご飯などの炭水化物は多糖類ですが、唾液のアミラーゼや細菌、酵素によって分解され、単糖類になります。そこで余った単糖類に菌が入り込み、歯垢を形成するのです。みなさんも炭水化物をたくさん含む食事をした後と、炭水化物を含まない食事をした後で、歯の状態を確かめてみてください。爪楊枝で歯の間や周りを掃除してみて、歯垢がついたら、炭水化物の摂りすぎです。

❷カルシウムの過剰摂取

さらに歯周病の原因として、カルシウムの過剰摂取が挙げられます。日本人はカルシウム不足だから積極的にカルシウムを摂るように、と常にいわれているため、意外に思われるかもしれません。確かにカルシウムは、若いうちは体の成長にとても重要な役割を果たしています。しかしいったん体の骨格が出来上がってしまうと実はそれほど必要がなく、むしろ摂りすぎると危険なミネラルなのです。

カルシウムが体内でどのような動きをするか説明しましょう。カルシウムは体内に入るといったん血液中に入り込みます。しかし血液は一定濃度を保つようになっているため、余分なカルシウムは別の場所に運ばれ、組織や臓器で石のように固まってしまうのです。いわゆる異所性石灰化と呼ばれる現象です。これが非常にやっかいで、脳細胞で石灰化するとアルツハイマーに、眼の水晶体に入れば白内障を起こします。白内障は紫外線が原因といわれていますが、実際日本では、沖縄より北海道のほうが白内障になる患者さんが多いことから見ても、私は紫外線より乳製品に含まれるカルシウムが原因だろうと考えています。さらに歯で石灰化したものが歯石で、放っておくと歯周病になります。加齢に伴って起こりやすい症状の多くが、カルシウムの摂りすぎによって起きているのです。

❸マグネシウム摂取不足

以上のことから、30歳を超えたらカルシウムの摂取を控える必要があります。それは骨粗鬆症の場合も同じで、サプリメントや薬でカルシウムを摂取するなどもってのほか。骨粗鬆症の原因はカルシウム不足ではなく運動不足であり、高齢者が圧迫骨折を起こすのは、骨の周囲の筋肉の衰えが原因なのです。

実はカルシウムは自力で体外に出ることができません。そのため前述のように、血管から押し出されたら別の場所に移動してしまうのです。しかしマグネシウムと一緒なら外に出すことができるため、マグネシウムを積極的に摂ることをおすすめします。マグネシウムは、海藻類やナッツ類に多く含まれています。

❹オメガ3の不飽和脂肪酸の摂取不足

亜麻仁油やエゴマ油などに含まれるオメガ3の不飽和脂肪酸には抗炎症作用があり、歯周病予防や治療に有効です。実際、アメリカで20歳以上の9182人の成人を調べた研究ではオメガ3脂肪酸の摂取量が高いグループほど歯周病になりにくいという結果が得られています。しかし日本国内において流通している油は、ほとんどがオメガ6で、これらの油は炎症作用が強いため、摂りすぎると体によくありません。

ちなみに不飽和脂肪酸は、青魚に含まれるDHA（ドコサヘキサエン酸）とEPA（エイコサペンタエン酸）にも含まれています。私がかつて行った食事調査においては、魚介類をよく食べる人は高血圧が少ないという傾向も見られました。ただしオメガ3の油は非常に酸化されやすいため、加熱しないことはいわずもがな、温かい食べ物にかける場合も、極力熱を持たないように食べる直前にかけてすぐに食べるなど注意が必要です。また購入の際は、瓶に遮光性のあるものを選びましょう。

❺塩分の過剰摂取

塩分に含まれるナトリウムと野菜や果物に含まれるカリウムのバランスを意識することも大切です。ナトリウムは細胞の内側に入らない性質があるため、塩分が濃い食べ物を摂るとビタミンやミネラルなどの栄養も細胞に吸収されることなく、体外に出されてしまいます。一方、カリウムは、細胞内に入り込める性質があるため、ナトリウムとカリウムをバランスよく摂るといいのはそのためです。

一般的に、カリウムとナトリウムの割合は、1：3・8がいいといわれていますが、健康のことを考えたら、1：0・1〜1くらいのほうがいいでしょう。特に重症の歯周病患者さんには、塩分をほとんど摂らないようお願いしています。

以上が歯周病の原因と、私が患者さんに行っている食事療法です。たったこれだけで本当に改善するのか、疑問に思われる方もいらっしゃるかもしれません。もちろん、すでに歯石等が付着している方は、まずは歯石を取り除く必要がありますが、それ以降は、前記の食事療法を続ければ歯石がつかなくなるので心配いりません。まずは、炭水化物の食べすぎを控え、カルシウムを摂るのをやめる。それだけで歯周病は改善し、予防できます。

COLUMN ❷

◉小峰歯科医院で行っている食事調査

　私は20年前から、患者さんに食事調査を行っています。きっかけは、虫歯ができやすい人とできにくい人は、食生活に違いがあるからではないか、と考えたからです。そこで、患者さんに1週間、食事内容を記録していただく食事調査を始めました。そこで虫歯になりやすい患者さんが総じて、砂糖を含む食事を多く摂っていることに気づいたのです。

　患者さんの中には、糖尿病やがん、リューマチなど、さまざまな病気を抱えている方も多く来院されますが、同じく食事調査を行っていたところ、やはり食生活に傾向が見られることが分かりました。私のクリニックでは、1週間分の食事をチェックし、糖を含むもの、カルシウムを含むもの、肉、魚……と色分けしていくことで、何を摂りすぎているかを視覚化し、患者さんに食事指導を行っています。

小峰歯科医院の食事調査

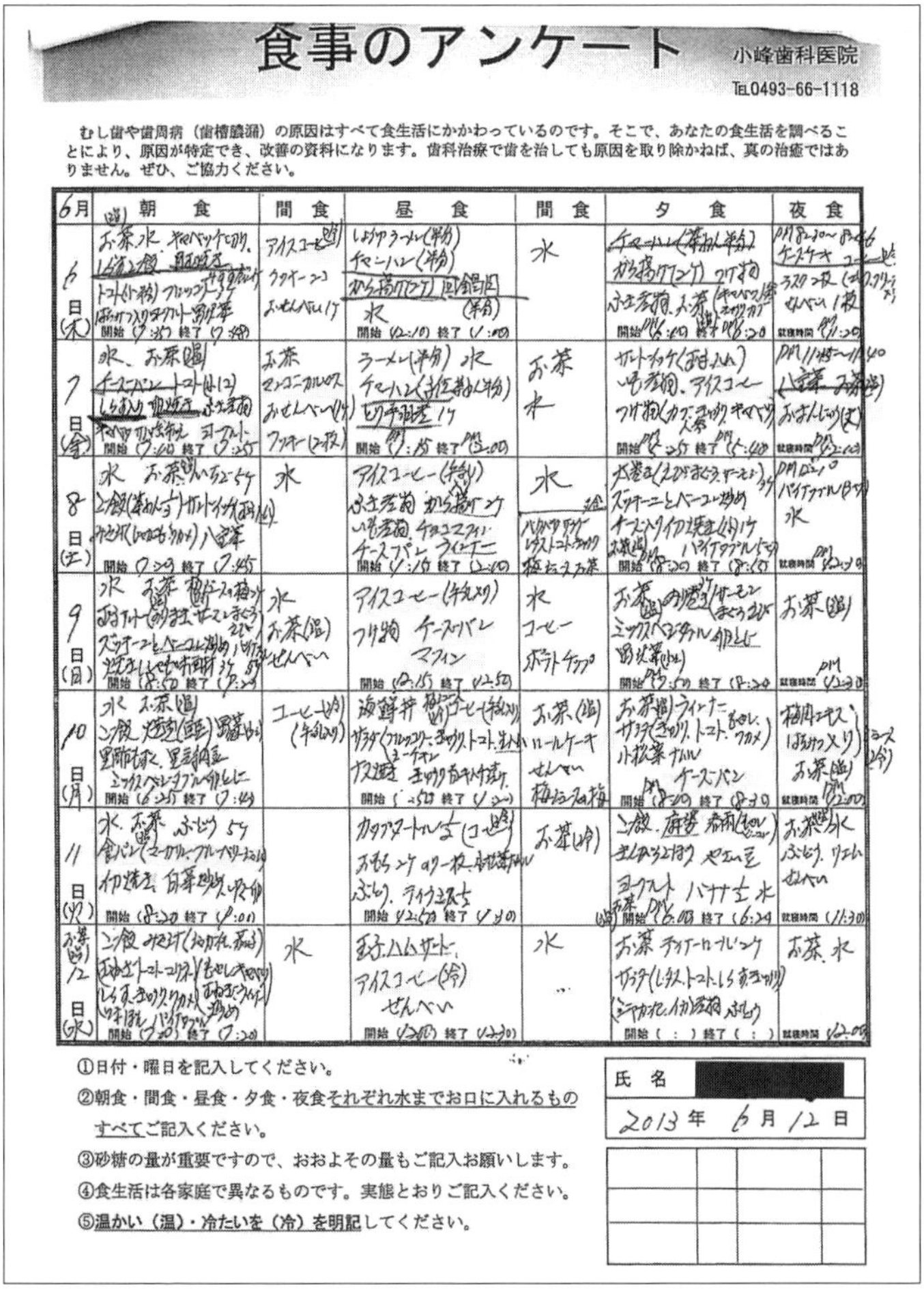

食事のアンケート

小峰歯科医院
TEL0493-66-1118

むし歯や歯周病（歯槽膿漏）の原因はすべて食生活にかかわっているのです。そこで、あなたの食生活を調べることにより、原因が特定でき、改善の資料になります。歯科治療で歯を治しても原因を取り除かねば、真の治癒ではありません。ぜひ、ご協力ください。

6月	朝食	間食	昼食	間食	夕食	夜食
6日（木）	開始　終了		開始　終了		開始　終了	就寝時間
7日（金）	開始　終了		開始　終了		開始　終了	就寝時間
8日（土）	開始　終了		開始　終了		開始　終了	就寝時間
9日（日）	開始　終了		開始　終了		開始　終了	就寝時間
10日（月）	開始　終了		開始　終了		開始　終了	就寝時間
11日（火）	開始　終了		開始　終了		開始　終了	就寝時間
12日（水）	開始　終了		開始　終了		開始（ : ）終了（ : ）	就寝時間

①日付・曜日を記入してください。
②朝食・間食・昼食・夕食・夜食それぞれ水までお口に入れるものすべてご記入ください。
③砂糖の量が重要ですので、おおよその量もご記入お願いします。
④食生活は各家庭で異なるものです。実態とおりご記入ください。
⑤温かい（温）・冷たいを（冷）を明記してください。

氏名 [redacted]
2013年 6月 12日

患者に1週間の食事内容を記録してもらい、それを比較検証することによって、虫歯のなりやすさ・なりにくさのみならず、糖尿病やがん、リューマチなどさまざまな病気の予防・治療対策に役立てることができる。さらに、同じ食物を色分け表示することによって傾向等が一目瞭然となる

第5章のポイント

歯周病の原因は細菌感染症によるものだけではなく、カルシウムの過剰摂取やマグネシウム不足など普段の食生活にも大きく起因するため、体に悪い影響も与える抗生剤による治療よりも、食事療法が有効である。

第6章

虫歯・歯周病の食事療法が生活習慣病を治す

口と全身は大きく関係している

ここまで述べてきたように、虫歯や歯周病には、以下の食事療法が有効です。

●シュガーカットやシュガーコントロール
●カルシウムを摂らない
●マグネシウムを摂る
●ビタミンを摂る
●オメガ3の不飽和脂肪酸を摂る
●塩分を控え、カリウムをたくさん摂る

この食事療法は全身の疾患や体調にも良い影響を及ぼし、健康になったという人も多くおられます。このような臨床体験をしていると、いかに口と全身が関係しているかが、よく分かるのです。

そこでこの章では虫歯や歯周病の食事指導を行うことによって、高血圧を含め、歯科以外の病気が自然治癒あるいは改善した例をご紹介しましょう。

虫歯の食事療法の応用

私は虫歯を削らずに治療するために、食事療法を行ってきましたが、この食事療法は虫歯を治癒させるだけでなく、以下の病気が治癒あるいは改善することが分かりました。

❶ 糖尿病

糖尿病は急激な血糖値の上昇によって血管障害を起こす病気であり、シュガーカットまたはシュガーコントロールである程度の改善が期待できます。この観点から、虫歯は、糖尿病が起こる前の段階なのではないかと思うことがあるほどです。しかし近年、動物性たんぱく質も原因であることが新たに解明され、その事実を踏まえたうえでの対処法を123ページより説明させていただきます。

❷うつ病

臨床経験でもうつ病患者は圧倒的に砂糖の摂取量が多いことが分かっています。逆に甘いものが嫌いな方で、うつ病の患者さんを見たことがないほどです。砂糖などの高濃度糖を摂取すると「糖反射」によって食物の栄養吸収ができなくなります。その結果、脳内ホルモンのセロトニンやドーパミンがつくれなくなってしまうのです。

ちなみにドーパミンやセロトニンが欠乏すると、気力がなくなったり、自分が不幸だと感じて落ち込んでしまったりするのです。ですからうつ病には、虫歯治療でも重要な食事療法であるシュガーカットまたはシュガーコントロールが有効です。

砂糖がダメなら人工甘味料を使えばいいと思われるかもしれませんが、実はアスパルテームやサッカリンなどの人工甘味料も、うつ病を悪化させるといわれています。さらに人工甘味料は、発がん作用がありますので、絶対に避けていただきたいです。コーヒーについてはさまざまな意見がありますが、1日4～5杯までならばうつ病改善に効果があるものの、8杯以上では逆に悪化させると考えています。

さらにうつ病の改善には、葉酸とリコピンも重要です。葉酸はビタミンB群で、野菜ではほうれん草、ブロッコリー、菜の花、パセリ、芽キャベツ、枝豆、モロヘイヤに多く含まれています。これらはセロトニンやドーパミン、アドレナリンを生成させるので、うつ病の改善につながると考えられます。またリコピンはトマトに多く含まれていますが、加熱をすると生のトマトの3倍に増えます。オリーブオイルで炒めるとさらに3倍、つまり生の9倍になりますので、ぜひ炒めてから召し上がってください。

うつ病にもっとも効果を発揮するのは運動です。うつ病の最初のきっかけはストレス等による交感神経の過緊張かも知れませんが、次第に交感神経を抑え、副交感神経を優位に立たせるようになってきます。人間はいったん楽を体験すると、交感神経を緊張させる状態を避けたくなるものです。しかし運動は、精神的ストレスを伴うことなく交感神経を緊張させることができるのです。

❸アレルギー

アレルギー疾患にはさまざまな種類がありますが、今回はアトピー性皮膚炎について解説します。アトピー性皮膚炎の患者さんの特徴は、甘党で砂糖の摂取量が多いということにあります。実際、来院される患者さんの中でもアトピー性皮膚炎の方は、平均より虫歯が多い傾向にあります。そこで私は、まず食物アレルギー検査をさせていただくのですが、やはりアトピー性皮膚炎の患者さんはアレルギーの原因となる食品が多く、食事指導の際もできるだけその食品を避けていただく必要があります。

症例

以前、重度のアトピー性皮膚炎で、顔もかなり黒ずんだ患者さんが来院されました。私はまず、ステロイド剤の服用を中止していただくことから始めましたが、ステロイド剤の断薬直後は好転反応（注：体が新たなバランスになじもうとするときに起こる「バランス回復反応」のこと）によって非常に悪化し、乗り切るのが最も辛かったようです。水道水に入っている塩素成分が刺激になるため、特に入浴後のかゆみが辛いとのことでしたので、ビタミンC（アスコルビン酸）を入れると成分が中和され、だいぶラクになったようです。

また食品アレルギー検査をしたところ、ほとんどの食品にアレルギーがあることが分かりましたので、知人のアレルギーの専門医に相談し、アレルギーの強い食品と弱い食品を組み合わせて食するようにとアドバイスをさせていただきました。

❹ 認知症

私は認知症の予測をするのに『SKY－10』という機器で脳の状態を調べることがあります。認知症になりやすい人は、脳の酸素不足が目立つからです。そして、この酸素不足を引き起こすものこそ砂糖です。ちなみに私はアルツハイマー型認知症の原因は、脳細胞のカルシウムの石灰化と考えていますので、カルシウムを控えてマグネシウムを摂っていただくと予防になります。

❺ 抗老化（アンチエイジング）

アンチエイジングにおいては、まずAGE（Advanced Glycation End Products）、いわゆる終末糖化産物が問題になります。これはタンパク質と糖が加熱されてできた物質で、焦げたパンケーキなどが挙げられますが、強い毒性を持ち、老化を進める原因物質とされています。ここでも砂糖の摂取が一番危険というわけですから、甘党の方の老化が早いのも頷けます。

アンチエイジングというと見た目においても気になるところですが、特に顔のシワは女性にとってもっとも気になるところではないでしょうか。この顔のシワを引き起こす原因となるのは、歯周病の項で説明したように、カルシウムです。イタリアの女性はチーズをよく食べるため、25歳をすぎると顔がシワだらけになってしまいますが、最近その解消のためにカルシウムを含まないフェイクチーズと呼ばれる豆乳チーズが流行しているようです。

また日本の漁師町でも、煮干しで出汁をとると顔がシワだらけになるため、鰹節や昆布から出汁をとるよう、親から子に伝えられているといいます。煮干しは茹でて干すため茹で水に栄養が抜けて骨と皮だけ、つまりカルシウムのみになるため、煮干しを摂るとカルシウムの過剰摂取となってしまいます。先述したように、カルシウムを過剰摂取すると異所性石灰化が起こり、顔には深いシワができやすくなります。

COLUMN ③

◉SKY-10とは

SKY-10(スカイテン)とは、1970年代にロシアの宇宙飛行士の健康管理のために開発された〝高次元人間ドック〟です。アメリカ・マイアミ大学のジャクソン記念病院でさらなる研究が進められ、飛躍的な精度の進化を遂げました。現在、全世界の医療機関で導入されています。

検査方法は、額に2箇所パットを貼り付け、両手両足を金属プレートの上に置き、約5分間、電圧1・28Vの微弱電圧を通電します。この通電は人の体をビリビリさせることはなく、何も感じない程度の電気なので、通電に弱い方でも心配することはありません。わずか5分にもかかわらず、体中の状態を3D画像でビジュアル化して見ることができます。

●身体組織　●血管年齢　●自律神経　●免疫力　●消化器　●脳　●心血管
●酸化ストレス度　●ホルモン組織　●呼吸器　●一般代謝　●尿生殖器

この高次元人間ドックを使用すると、自覚症状のない体の不調も視覚化することができ、対策をとることができます。なおSKY-10は医療機器ではありません。

SKY-10

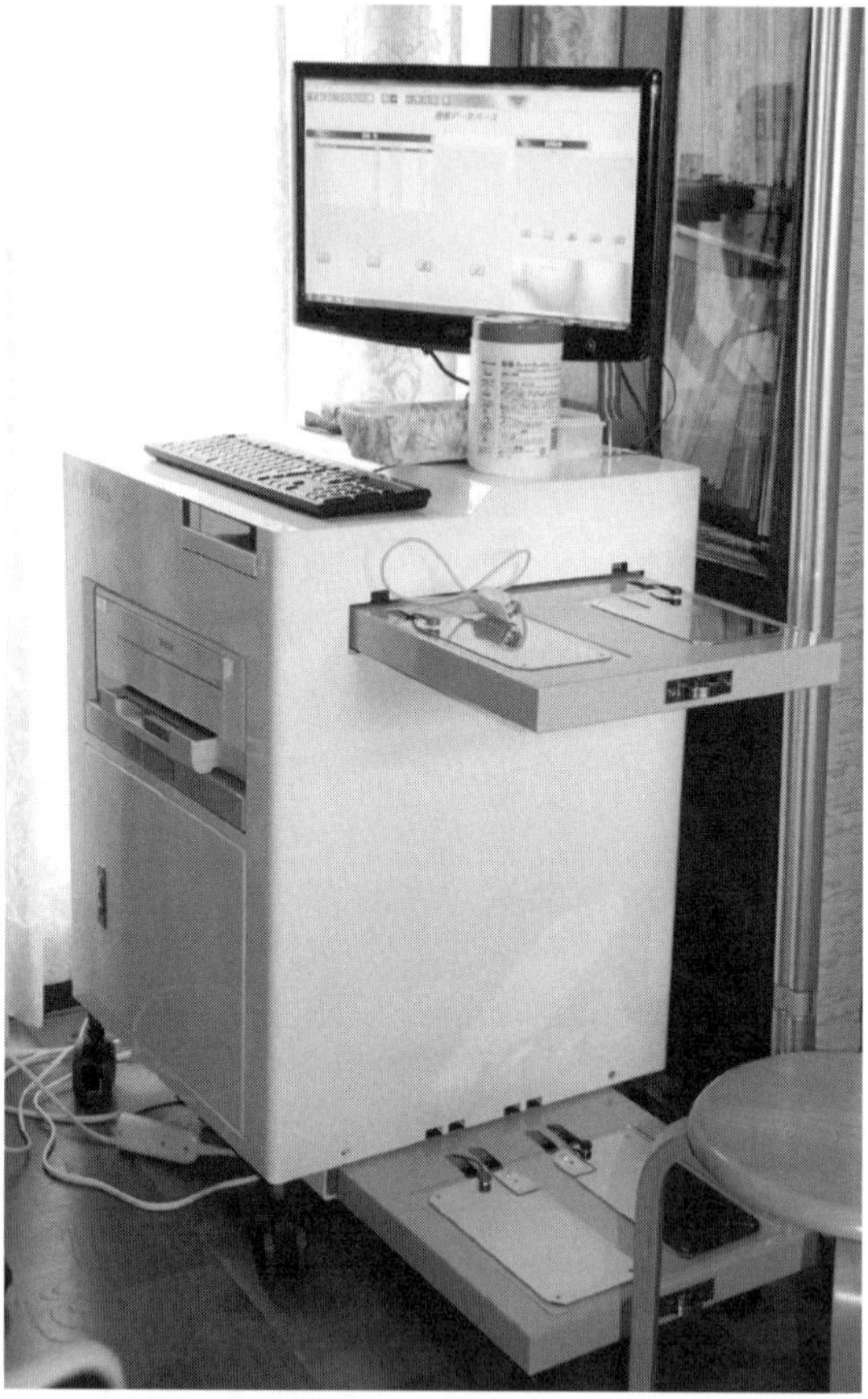

多忙な人や高齢者など、定期健診を受ける機会のない人々にとって、採血の手間やレントゲンのリスクなしで簡単に健康状態を測定できる本機は、もっとも手軽な人間ドックともいえる

歯周病の食事療法の応用

続いて歯周病の食事療法を実践して改善した生活習慣病についてご紹介しましょう。

❶高血圧症

日本では高血圧の原因は、塩分の摂りすぎとされています。確かに間違いではありませんが、実際に減塩をしても、高血圧が改善しないことも多いのです。高血圧症を引き起こす原因はさまざまですが、私が20年以上前から行っている食事アンケートの結果を見ると、高血圧の患者さんは魚介類より肉や乳製品を多く食べているという特徴がありました。さらに、食品添加物が含まれている食品を多く摂取している人ほど高血圧でした。

歯周病治療にもっとも効果的なのはマグネシウムですが、実は高血圧にも有効です。しかも即効性もあるので、気になる方は今日からでも意識して採り入れていただくといいでしょう。マグネシウムを含む食材で日本人が手軽に摂取できるものといえば、ワカメやヒジキ、ノリなどの海藻類があります。またナッツ類もいいでしょう。

さらに高血圧には、野菜が重要です。特に緑黄色野菜に含まれる亜硝酸塩は、一酸化窒素に変化して血管を拡張させ、血圧を下げる作用があります。また野菜は体全体をアルカリ体質に改善し、活性酸素を打ち消す能力を高めるので、高血圧以外のあらゆる病気の改善にも有効な食材です。

ちなみに私のクリニックでは初めて来られた患者さん全員に、唾液pHを測定させていただいています。というのも、唾液自体が酸性であると、自らの唾液で歯を溶かし虫歯ができやすくなる可能性があるからです。さらに唾液が酸性ということは、体自体も酸性に偏っており、体内の活性酸素を打ち消す能力が低いということになります。これはすなわち、病気に対する自然治癒力が低いということにつながるので、酸性体質の人は食事療法でアルカリ体質に変えなければ、虫歯も歯周病も改善しないことになります。

アルカリ体質にするためには、酸性食品を控え、アルカリ性食品をたくさん食べるといいでしょう。アルカリ性食品には野菜や果物があり、酸性食品には炭水化物や肉類、砂糖があります。さらに高血圧の人は、ストレスによって自律神経のバランスが乱れている人も多くいます。精神的問題の軽減や運動など、各自に合った方策でストレス解消を試みることも重要になってきます。

❷ 糖尿病

近年、歯周病と糖尿病の関係は一般にも広く知られるようになってきました。急激な血糖値の上昇は血管を傷つけ、糖尿病発症につながります。そして、その血管障害が眼底出血を起こし、やがて失明したり、手足の血行不良による壊死を起こし、下肢切断をしたり、腎不全を起こして人工透析に至り、心臓発作、脳卒中、そして死に至るのです。

血糖値の急上昇が糖尿病の一番の原因といわれていますが、113ページでもふれたように、実はそれだけではありません。2017年9月、アメリカ・カリフォルニア州アナハイムで開催されたPlant Based Nutrition Healthcare Conference：PBNHC（食物を基本とする栄養療法学会）に参加し、驚きの事実を知りました。

それは、糖尿病の原因は、単に糖質の過剰摂取だけの問題ではなく、肉や卵、乳製品などの動物性たんぱく質に含まれる脂肪が筋肉や肝臓細胞に蓄積し、その飽和脂肪酸がインシュリンの働きを悪くしてしまう、というものです。すると、すい臓からインシュリンが分泌されても血糖値を十分に下げることができません。つまり糖尿病予防には、動物性たんぱく質の摂取を控えたほうがいいということになります。確かに私が実施した食事調査の結果からも、甘党で肉好きの人に糖尿病の多いことが分かっていました。実に肉類が多い人の8割は糖尿病でした。

そこで私が確立した、歯周病予防から派生した糖尿病の食事療法についてご紹介します。

【糖質制限】

糖尿病の食事療法の基本は糖質制限です。しかし、いきなり糖質を控えるのは辛いという患者さんもいますので、まずは血糖値をゆっくり上げる食べ方を指導します。すなわち糖質を摂る前に必ず野菜等を十分食べ、糖質は最後に食べるようにしていただきます。もっとも大事なことはよく噛んで、ゆっくりと時間をかけて食事をすることです。1回の食事に1時間~2時間かけるのが理想です。そのためには、できるだけ大人数でおしゃべりしながら摂るといいでしょう。1人で食べるとどうしても、食べる以外にすることがないため、自然と早食いになってしまいます。

慣れてきたら今度は間食をやめ、1日の食事回数も3食から2食、2食から1食へと減らしていきます。そうすることでインシュリンの分泌量を減らせるからです。もちろん減らした分、1回の食事で栄養をしっかり摂らなければいけないため、内容は充実させる必要があります。理想は懐石料理やフランス料理などのコース料理で、野菜から始まり煮物、焼き物、揚げ物、そして最後に炭水化物を食べるようにします。

1日3回の食事を義務的に食べるより、1日1回の食事を内容、時間ともに余裕をもって充実させたほうが、実は効率がいいという面もあります。そして実際に1日1食にしたところ、歯周病や糖尿病が治ったという患者さんもたくさんいます。

【動物性タンパク質制限】

私は普段肉をほとんど食べず、年に数回、興味があるものは食べる程度の〝ゆるベジタリアン〟です。以前は肉をよく食べていましたが、あるとき肉を食べた翌日は疲れが抜けないのに、魚を食べた翌日は朝から元気にすごせることに気づいたからです。

実は肉を食べると腸内で腐敗菌が増え、硫化水素、硫化塩、有機酸などの強酸物質が悪臭ガスを発生させます。そしてこれらの強酸を排泄するのにエネルギーを大量に使用してしまいます。その結果腎臓に負担がかかり、疲れを感じてしまうのです。だったら、食べないのが一番です。

情報番組などでは「肉は健康に良い」という意見も聞きますが、これは前述のＰＢＮＨＣの発表と真っ向対立しています。実際、あの肉好きなアメリカ人も肉を控えるようになっているのです。全米で長期間、ベストセラーとなったアメリカのコーリン・キャンベル博士の著書『チャイナ・スタディー』の中には、「動物タンパクの摂取率が５％以内であれば、がんはほとんど発症しないが、20％を超えると１００％発症する」という記述があり、そのメカニズムも公開しています。

肉類は確かにタンパク質が豊富ですが、栄養の種類が少なく、特にミネラルが不足しています。たんぱく質を摂るなら大豆が一番です。またアボカドも、肉よりよほど良質なたんぱく質が摂取できます。栄養的にも少量の摂取で十分に賄えることになるので、健康を意識した食事には最良の食品といえるでしょう。もし肉を食べたい場合も、5％以内で抑えれば問題はなく、糖尿病の予防と治療効果が期待できるのです。

糖尿病の薬物療法については近年、著名な医学専門誌「New England Journal Medicine（ニューイングランド・ジャーナル・メディシン）」で新たな見解が発表されました。これまでの世界中の糖尿病治療における薬剤治療は間違いであるというものです。過去に行われた糖尿病の大規模研究（ACCORD Study）でも薬剤等で無理やり血糖値を下げると予後が悪いと多数の論文にあります。

2008年にアメリカ国立衛生研究所所長のネーベル博士が発表した論文によれば、アメリカとカナダの調査で2001年に患者1万人以上に対して、厳格に血糖コントロールしたグループのほうの死亡率が22％アップしたといいます。日本では、今でも多くの患者さんが薬漬けになっていますが、当クリニックに来院され、歯周病の食事療法を行った糖尿病の患者さんは、数値が低下し改善しています。

❸がん

歯周病の原因として、砂糖、ストレス、運動不足などがあると述べましたが、歯周病になりやすい人と、がん患者の生活習慣はよく似ていることが分かっています。すなわち、歯周病のための食事療法は、がん患者にも有効であると考えています。それ以外に、がんの各部位によって必要な栄養素について、食事療法の観点からご紹介します。

【胃がん】

日本では胃がんの原因はピロリ菌感染といわれています。しかしインド人やアフリカ人には、日本の数十倍ものピロリ菌感染者がいるにもかかわらず、胃がんの患者は多くありません。世界の臨床データによると、胃がんの原因は塩分の摂りすぎにあるとされており、韓国が世界で一番胃がんの患者が多いのは、キムチに含まれる塩分が原因ではないかといわれています。

一方で胃がんは、ピロリ菌と赤身肉が関連しているともいわれています。赤身肉に含まれるNニトロソ化合物には発がん作用があるほか、赤身肉の血液中に含まれる鉄分がピロリ菌を増殖させ、毒性を発揮させると考えられます。また鉄分不足の際に補給するサプリメントは、摂りすぎると心臓病やがんを引き起こすといわれています。

胃がんには、生野菜と果物がおすすめです。中でもブロッコリーやブロッコリースプラウトはとても効果があり、ブロッコリー1株にはビタミンCがオレンジの2倍、食物繊維は数倍も含まれています。またブロッコリーに含まれるスフォラファンはピロリ菌を不活性化させる作用があるので、ピロリ菌に感染している人はブロッコリーをたくさん食べるといいでしょう。

またニンニクも効果的です。ニオイが気になる人は、生ニンニクを発酵させたニオイの少ない黒ニンニクがいいでしょう。私は以前、生ニンニクを食べていましたが、患者さんに「先生！　ニンニク食べたでしょう」と指摘されました。確かに診療で顔を近づけるのにニンニク臭かったら、患者さんもたまったものではありません。その後、自家製の黒ニンニクを食べるようにしたら、苦情もなくなりました。

【婦人科系がん】（乳がん・子宮がん・卵巣がん・男性の前立腺がんも含む）

乳製品には、カゼインというたんぱく質が含まれており、これが最強の発がん物質ともいわれています。そのため乳製品を多く摂取する女性に、婦人科系のがんが多いようです。しかも乳製品に含まれる成長ホルモンはがん細胞にも働くため、がん細胞の成長を異常に速めてしまうのです。なお乳がんについては、アルコールも悪いといわれていますが、赤ワインはリスクが低く、飲みすぎなければ問題ありません。

また交代制で勤務する看護師さんなど、夜間に勤務する方に乳がんが多いのも特徴です。実は、メラトニンというホルモンに、がん細胞の増殖を抑制する作用があるのですが、これは夜中の2時から5時の間に分泌量がピークになります。しかし、この時間帯に起きているとメラトニンが分泌されないため、がん細胞が増殖してしまうことになるのです。交代で勤務している看護師さんなど夜間勤務者は、一般の人に比べ40％乳がんのリスクが高いと発表されています。

乳がんの食事療法は、まず乳製品と肉を摂らないことです。特に肉を焼いたときに生まれる複素環アミンという物質は、発がん物質です。もしステーキを食べたいなら、焼き加減はベリーレアがいいことになります。また食物繊維を積極的に食べましょう。特にりんごと緑黄色野菜が効果的です。りんごは皮ごと食べるのが理想ですが、日本では農薬を使っているため難しいかもしれません。特に日本のりんごは、りんごが本来持っている、すぐれた抗酸化物質の「フラバノール」の含有量がもっとも低く、栄養価は最低です。

また中国・上海の研究によると、大豆の摂取は乳がんに効果があり、1日1杯の豆乳が良いとされています。イソフラボンはBRCA遺伝子のがん抑制効果を回復させて自然治癒効果を高めることも分かっています。

【大腸がん】

日本人に多いのが大腸がんです。やはり食物繊維不足による腸内環境に問題があるのでしょう。しかし幸運にも大腸がんは、内視鏡の発達により定期健診等で早期発見が可能となり、生存率も高くなっています。

腸内環境について、医学専門誌「ネイチャー」の論文において、「人の腸内細菌と肥満が関係していた」と発表されました。肥満の人ほど腸内細菌には善玉の発酵菌が多く、痩せている人は悪玉の腐敗菌が多いことが分かったというのです。

またインド人には大腸がんが少ないのですが、その理由の1つとして、カレーのスパイスであるターメリックに含まれるクルクミンに大腸がんの進行を抑える効果のあることが確認されました。そのため私はターメリックをいろいろな料理に少量振りかけて食べています。

玄米の胚芽の部分に含まれているフィチン酸（Phytic Acid）は、頭文字をとってビタミンPとも呼ばれます。かつては「ミネラルの吸収阻害を起こすため、玄米を発芽状態にしてから食べたほうがいい」といわれていましたが、近年は問題のないことがアメリカで実証されました。

フィチン酸は、余分な鉄分によって発生するヒドロキシラジカルという有害な活性酸素を無毒化する作用があり、抗酸化、抗炎症、免疫の上昇作用を組み合わせてがん細胞を攻撃する働きを持っています。つまりがん細胞に直接作用するだけでなく、免疫細胞であるナチュラルキラー細胞の活性を高め、抗がん作用があるというわけです。

このフィチン酸は腫瘍細胞に集中的に取り込まれさまざまながんに有効ですが、特に大腸がんに効果的であるとされています。そのほか乳がん、子宮がん、前立腺がん、肝臓がん、すい臓がん、皮膚がんにも有効といわれています。

なお鉄分欠乏症のため、ヘム鉄などのサプリメントを摂っている方も多いと思われますが、ヘム鉄は摂りすぎても体に悪影響を及ぼします。というのも鉄には酸化促進作用があるため、発がん作用のある活性酸素やフリーラジカルを発生させてしまうのです。そうなると、まだ鉄分不足による貧血の方のほうが健康的かもしれません。ですから私は鉄分をあえて摂取するより、失わないようにすることのほうが大切だと考えています。鉄分をもっとも失う原因はアルコールとカフェインであり、大量の汗をかくスポーツマンも意外と貧血が多いようです。

【すい臓がん】

すい臓がんは、ほとんど症状がなく、胃の裏側に位置しているので触診も難しいため、症状が出たときは手遅れ状態であることが多いサイレントキラーです。すい臓がんの原因はアルコールと肥満といわれています。またシンガポールの研究によると、6万人の14年間の追跡調査で週にコップ2杯のコーラ等の清涼飲料水を飲むと、すい臓がんになるリスクが87％増加した、という結果が出ています。

【食道がん】

ここでは食道がんに通ずる逆流性食道炎について言及します。逆流性食道炎の原因は、食べ物を食べたときに分泌されるコレシストキニンというホルモンが、胃の上部にある括約筋を麻痺させ、噴門部の締まりが悪くなることで起こる胃酸の逆流です。特に鶏肉と鶏卵を食べると多く分泌されるようです。私も若いころ、焼き鳥が大好きでよく食べていましたが、食べた後にゲップでむせ返っていたのを思い出します。食事療法としては、緑黄色野菜やベリー類、柑橘類など、未加工の植物性食品がおすすめです。

症例

歯周病で来院された68歳の女性の患者さんは、ひどい逆流性食道炎で、食道が胃の中にめり込んでいるほどでした。そこで、当クリニックで行っている歯周病の食事療法を指導させていただいたところ、歯周病と一緒に、逆流性食道炎も治ってしまいました。患者さんも、食事を変えたら調子がよくなった、といっていたので、食事が原因だということは明らかだったようです。

【血液のがん】

血液のがんというと白血病が一般的ですが、ほかにもさまざまな種類があり、口の中に異常が現れることも多いことから歯科の診察で発見する機会も多いがんです。かつて私も、口の中の粘膜の様子が普通と異なり、出血しやすい患者さんがいたため検査を依頼したところ、血液がんだったということがありました。

血液がんに良いとされる栄養は、やはり緑黄色野菜です。特にアブラナ科野菜の成分であるスフォラファンがよく、具体的にはブロッコリー、カリフラワー、ケール、コラード（ケールの仲間）、クレソン、ちんげん菜、カブ、ルッコラ、ラディッシュ（ホースラディッシュ：西洋ワサビ）、わさび、キャベツ、白菜などが挙げられます。

【肺がん】

肺がんは、喫煙や受動喫煙が大きな要因とされていますが、意外に多いのが糖尿病の薬剤治療、特にインシュリン治療を受けている患者さんが発症される場合です。肺がんの食事療法としては、ブロッコリーを1日1株とターメリックに含まれるクルクミンが効果的です。もちろんクルクミンはほかのがんにも有効です。

❹ 結石症

胆石や腎臓結石をはじめとする結石症の原因も、カルシウムの異所性石灰化という現象から起こるメカニズムです。異所性石灰化とは文字どおり、異なる場所に石灰化させることです。カルシウムは摂取するとすぐに血液中に入りますが、もともとカルシウムは血液中で一定の濃度を保つようになっているため、今まで血液中にあったカルシウムはほかの場所に移送されます。

実はこの異所性石灰化が引き起こしていると考えられるのが、アルツハイマーや白内障、顔のシワなどの老化現象なのです。食事療法としては、カルシウムを摂るのをやめ、マグネシウムを積極的に摂っていただきます。

実際、カルシウムの摂りすぎは危険です。私の臨床経験でも、医師からカルシウム不足が指摘されカルシウムサプリメントを摂っていて、心臓発作で突然死した方が何人もおられました。そのため私は、カルシウムのサプリメントを摂取している患者さんに、即刻中止するようにアドバイスしています。近年では2012年5月に発行された英国の医学誌『Heart』にもカルシウムサプリメントによって心臓発作（心筋梗塞）のリスクが増大すると掲載されています。

❺腎臓病

腎臓は、タンパク質などの重要な栄養素を取り込み、毒素や老廃物を血液中からろ過して尿の中に排泄する機能を備えています。しかし日本では、多くの方が腎不全を抱え、人工透析を受けざるを得ない状況にあります。まずは腎不全になるメカニズムをご理解いただき、予防に役立ててほしいと思っています。

腎不全に陥る大きな要因は、肉や魚などの動物性たんぱく質の摂りすぎです。動物性たんぱく質を食べると、腎臓はすぐに最大限の力を発揮し、過剰のろ過モードになります。その結果、腎臓に負担がかかり、炎症を起こすのです。さらに動物性たんぱく質に多く含まれるメチオニンなどの含硫アミノ酸が体内で代謝され、硫酸が発生します。

この酸性化した腎臓を中和するのが、野菜や果物などのアルカリ性食品です。私は患者さんの口の中の状態を確認するため、唾液ｐＨを測定していますが、ｐＨの低い患者さんは腎機能障害を起こしている可能性があるため、アルカリ性食品の摂取をすすめています。ただし大豆など植物性のたんぱく質を摂取した場合は腎臓への負担はなく、むしろ弱った腎臓の機能を回復させる働きが認められています。

腎不全の患者さんが増えた一因として、私は日本人の食の肉食化があると考えています。植物性の菜食から動物性の肉食へ変化したため、日本人の体がアルカリ性体質から腎臓に負担を与える酸性体質に変化し、腎臓病が蔓延したと考えられるのです。動物性たんぱく質は魚にも含まれるため、魚好きな私としては残念な話ですが、裏を返せば腎機能障害も食事療法で十分に予防・改善することができるというわけです。

症例

私の母は高血圧の降圧剤の副作用で腎不全になっていたため、私が提唱している食事療法をすすめましたが、残念ながら理解が得られませんでした。しかし、ちょうど同じ時期にやはり腎不全の患者さんから相談を受け、その方は私の指導どおり実践してくれました。その食事療法とは、腎臓に負担のかかる動物性たんぱく質は一切摂らず、アルカリ体質を目指していただくものです。結果、その方は人工透析を免れ、今も健康に暮らしていますが、母は人工透析をすることになってしまいました。今思えば、もっと強くいえばよかったと、後悔してもしきれません。

余談ですが、私は現在、カンボジアやラオスなど海外の途上国において、削らない虫歯治療、ドックベスト療法を普及させるためのボランティア活動を行っていますが、その活動の中で驚いたことがあります。ラオス南部地区の地方ヘルスセンターで活動していたとき、一部の地域だけ、虫歯や歯周病にかかっている人が日本並みに多い地域があったのです。なぜここだけ？　と疑問に思い、食生活を調べたところ、なんとそこでは日本人と同じような食生活をしていることが分かりました。さらに調査すると、その地域には日本の企業が多く、日本人が多数住んでいることが分かったのです。

つまりラオスでも、伝統食を摂っている人は虫歯や歯周病は少なく、日本人やアメリカ人がよく食している、いわゆるジャンクフードを摂取している人は虫歯や歯周病が多いということです。しかも肥満の方も多いというのも印象的でした。食事の大切さをつくづく感じさせられました。

以上のように、私が長年、虫歯や歯周病対策として実践している食事療法は、結果的にさまざまな病気を改善してくれることが分かりました。このことからも、歯は単なる口の中の塊ではなく、全身とつながった臓器であり、口の中が健やかだと全身も健やかになることがお分かりいただけるのではないでしょうか。

第6章のポイント

虫歯や歯周病の改善に有効な食事療法は、各種がんや糖尿病、結石症、腎臓病といった全身の疾患の治癒にも大きな効果がある。また、うつ病やアレルギー、認知症、高血圧症などの改善も期待できる。

虫歯の食事療法が有効な全身の病気

病名	有効な食事療法
糖尿病	シュガーカットまたはシュガーコントロール
うつ病	シュガーカットまたはシュガーコントロール
	コーヒーは1日4～5杯まで。8杯以上は×
	葉酸とリコピンの摂取が有効 ●葉酸（ビタミンB群）…ほうれん草、ブロッコリー、菜の花、パセリ、芽キャベツ、枝豆、モロヘイヤなど ●リコピン…トマト（※オリーブオイルで炒めるとさらに効果大）
アトピー性皮膚炎	アレルギー食品の検査とその摂取回避
認知症	シュガーカットまたはシュガーコントロール
	アルツハイマー型認知症にはカルシウムを控えて、マグネシウムを摂取するのが有効
抗老化(アンチエイジング)	焦げたパンケーキなどの終末糖化産物（AGE）の摂取は厳禁
	顔のシワ対策にはカルシウムの摂取を控える

歯周病の食事療法が有効な全身の病気

病名	有効な食事療法
高血圧症	肉や乳製品を控えて魚介類を摂る
	食品添加物の摂取を避ける
	マグネシウムを含む食材（ワカメ・ヒジキ・ノリなどの海藻類、ナッツ類など）を摂る
	亜硝酸塩を含む緑黄色野菜の摂取

病名	有効な食事療法
糖尿病	肉や卵、乳製品などの動物性たんぱく質の摂取を控える。たんぱく質を摂るなら大豆、アボガドのほうが○
	食事は野菜を先に、炭水化物（糖質）は最後に、ゆっくりよく噛んで食べる。1日1食が理想的
胃がん	塩分の摂りすぎ、赤身肉の摂取を控える
	ブロッコリー、ブロッコリースプラウトなどの生野菜や果物を摂取する。また、ニンニクも有効
婦人科系がん	乳製品と肉の摂取を控える
	アルコールを控える。ただし、赤ワインは適量なら可
	食物繊維（特にりんごと緑黄色野菜）を積極的に摂る
	大豆（豆乳・イソフラボン）の摂取が効果的
大腸がん	ターメリック（クルクミン）の摂取が効果的
	フィチン酸(別名ビタミンP)を含む玄米を摂る
すい臓がん	アルコールと清涼飲料水の摂取はNG
食道がん（逆流性食道炎）	鶏肉と鶏卵の摂取を控え、緑黄色野菜やベリー類、柑橘類など未加工の植物性食品を摂る
血液のがん（白血病など）	緑黄色野菜、特にアブラナ科野菜の成分であるスフォラファンが効果的。具体的にはブロッコリー、カリフラワー、ケール、コラード（ケールの仲間）、クレソン、ちんげん菜、カブ、ルッコラ、ラディッシュ（ホースラディッシュ：西洋わさび）、わさび、キャベツ、白菜など
肺がん	ブロッコリーを1日1株とターメリックのクルクミンが有効
結石症	カルシウムの摂取をやめ、マグネシウムを積極的に摂る
腎臓病	動物性たんぱく質の摂取を控え、野菜や果物などのアルカリ性食品を摂る

第7章

合わない入れ歯が病気をつくる

歯茎の残量と寿命は比例する

最後に、本書の読者にはあまり関係ないかもしれませんが、意外と見すごされがちな入れ歯と健康の関連について説明したいと思います。歯周病などで歯がなくなってしまった場合、代わりに入れ歯を入れる人も多いと思います。しかし抜歯と入れ歯は、根本的に相入れない関係にあるため、不具合なく使い続けるのは非常に難しいものです。

そもそも入れ歯は、もともとある歯を抜いて歯茎の上に載せて使うように設計されています。しかし前述のように、歯を抜くと歯茎の骨が溶け始め、どんどん痩せ細ってくるため、口に合わせてつくった入れ歯が徐々に合わなくなってしまうのです。さらに歯を抜くと時間が経つにつれ、上アゴは歯茎の山が内側に移動してアーチが狭くなり、下アゴは外側に移動してアーチが広くなってきます。その結果、噛み合わせの軸がずれ始め、上手に噛めなくなってしまうのです。

つまり抜歯後、入れ歯が快適に使える期間は限られており、いずれ自分の口で、食事を満足に食べることができなくなってしまいます。その点で、私は歯茎の残量と寿

抜歯による噛み合わせへの悪影響

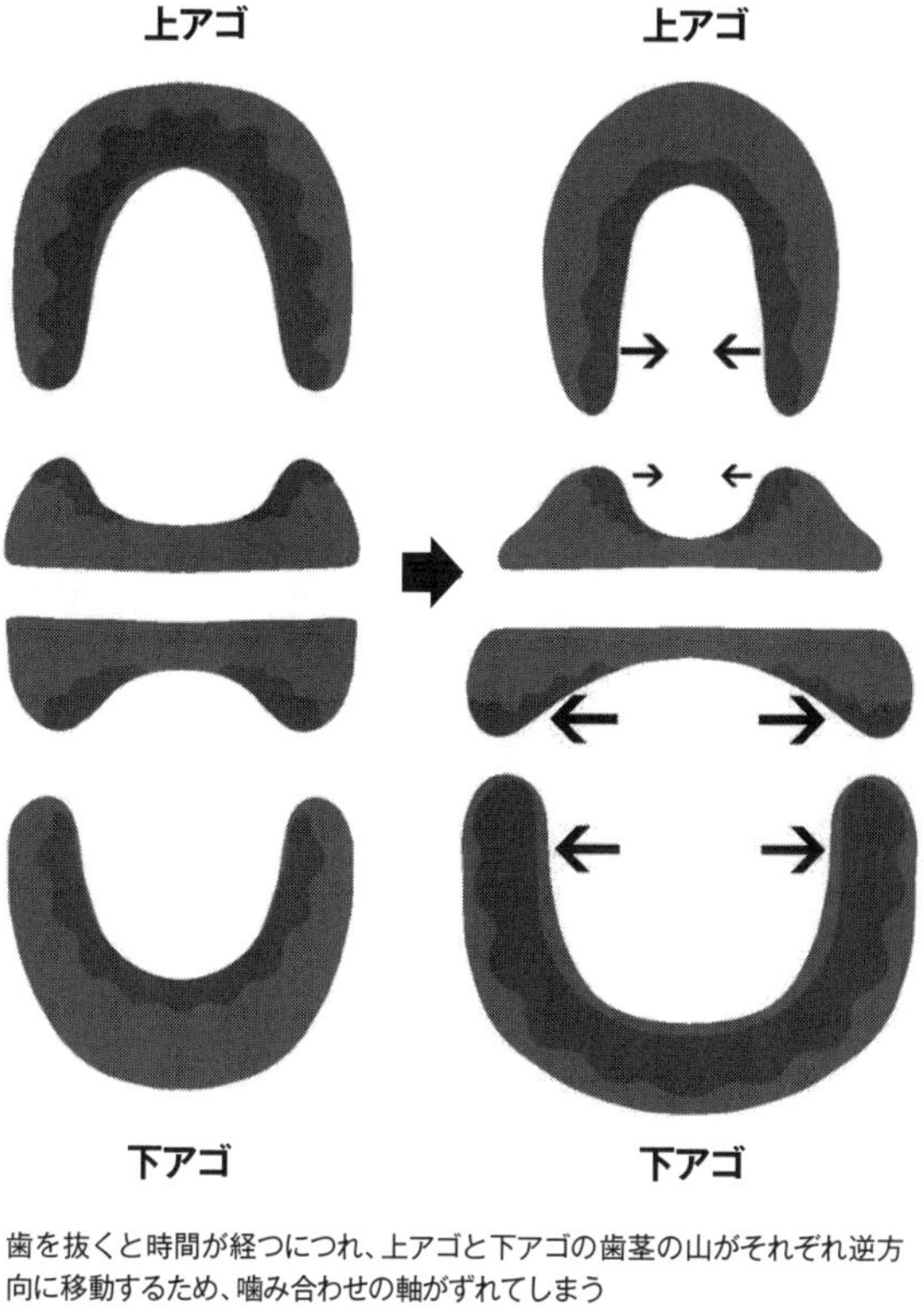

歯を抜くと時間が経つにつれ、上アゴと下アゴの歯茎の山がそれぞれ逆方向に移動するため、噛み合わせの軸がずれてしまう

命は比例していると考えています。

症例

ある患者さんは、入れ歯をつくるために右半分の歯を1度に抜かれ、次回、左半分を抜くことになっていました。しかし抜歯後の痛みがあまりにひどく、「抜かないで入れ歯をつくることはできないか」と私のクリニックに来院されました。そこで私はまず、左半分の残っていた歯の根にドックベスト治療を施し、その上に入れ歯をつくりました。

この方法だと根が残っている部分は歯茎の骨が溶けないため、入れ歯が合わなくなることなく、患者さんもよく噛めると喜んでいました。以来、私は、歯の根が残っている場合はできる限り歯を抜かないで装着できる入れ歯をつくっています。

入れ歯の快適さは唾液の量で決まる

さらに入れ歯の不具合は、唾液の量とも関係しています。私は『Kデンチャー』というオリジナルの入れ歯を開発していますが、かつて私は、入れ歯は精密で口にぴったりはまるものがいいと考えてつくっていました。しかし、あるとき患者さんから「先生の入れ歯は全然動かなくてとてもいいんだけど、長く入れていると疲れる」といわれたのです。それを聞いて私は初めて、入れ歯は精密なものより、多少の遊びがあったほうが快適に使えるのだと気づきました。

とはいえ入れ歯が口に合っていないと、安定してうまく噛むことができないため、口と入れ歯の間を埋める緩衝材的なものが必要になってきます。その役割を果たしてくれるのが、唾液です。となると入れ歯の合う合わないは、唾液の量に関わってくるということになってきます。

実際、入れ歯が合わないと訴えてくる人の口の中を調べてみると、薬の服用によって唾液が出にくくなっているということが多くあります。しかし唾液がしっかり分泌されることは、入れ歯に限らず大切なことです。そこで私は入れ歯の細かな調整を行うのではなく、薬を飲む原因となった症状に着目し、それを改善するための食事療法を行うなど、唾液が多く分泌されるような指導を行っています。

噛み合わせが低いとさまざまなトラブルが起こる

入れ歯やインプラントなどの人工歯は、噛み合わせの高さが合わないとさまざまな問題が起こります。実は歯医者は入れ歯をつくる際、噛み合わせを低めに設定することが多いのですが、その理由は患者さんが違和感を覚えにくいからです。しかし実際の歯より噛み合わせを低くすると、以下のような問題が出てきます。

●口角炎

噛み合わせが低い場合に、すぐに現れる症状として口角炎があります。口角炎とは唇の両脇の部分の炎症ですが、この症状が現れたら噛み合わせが低いという証拠ですので、すぐに人工歯を入れ替える必要があります。

症例

以前、私はある研修会後の食事の時間で出会った医師の右側の口角が炎症を起こしていることに気づきました。そこで私は「先生、その口角炎はいつもできるのですか？」

と質問すると、その先生は「ええ、治らなくて困っています」というので、「もしかして右奥歯を治療していますか？」と尋ねました。するとやはり、右下奥歯にインプラントを入れているというのです。私はすぐさま、「それは噛み合わせが低い証拠ですから、一刻も早く入れ替えたほうがいいですよ」と助言させていただきました。

みなさんの周りにもし、口角炎が治らなくて困っているような人がいたら、上記のことを確かめてみてください。そして人工歯を入れているようでしたら、再度調整することをすすめていただきたいと思います。

ちなみに口角炎はカビの一種であるカンジダ菌による感染症により起こっている可能性もありますが、カンジダ菌が原因なら、抗カンジダ菌薬（抗真菌薬）で症状が消えます。

●見た目

続いては見た目の問題です。私も勤務医時代、入れ歯は実際より噛み合わせを低めにつくるよう指導されましたが、それはおかしいのではないかと思っていました。なぜなら噛み合わせを低くすると、そのぶん口の周りにシワができ、顔の印象が大きく変わってしまうからです。そこで私は、できるだけ歯があったころの顔に近づけられるよう、歯のある時代の顔写真を参考にパソコンで計算し、適切な高さを割り出してつくっていました。

実際、噛み合わせの低い入れ歯を使っていた患者さんの入れ歯を高めに変えてあげると、「もとの顔に戻った」ととても喜んでくれます。しかし低い噛み合わせで慣れているので、急にもとの高さに戻すと噛みにくく感じてしまいます。そこで少しずつ時間をかけてもとの高さに近づけるようにしています。

●難聴

さらに噛み合わせが低いと、アゴの関節が聴覚の神経を圧迫してしまうため、難聴になりやすくなります。そのため私は入れ歯をつくる際、聴覚診断機で聞こえ方をチェックしながら高さを調整しています。ある患者さんは、かなり聴力が落ちていましたが、噛み合わせを少しずつ高く上げていくことで、聴力をだいぶ回復させることができました。

適切な噛み合わせ調整による見た目の変化

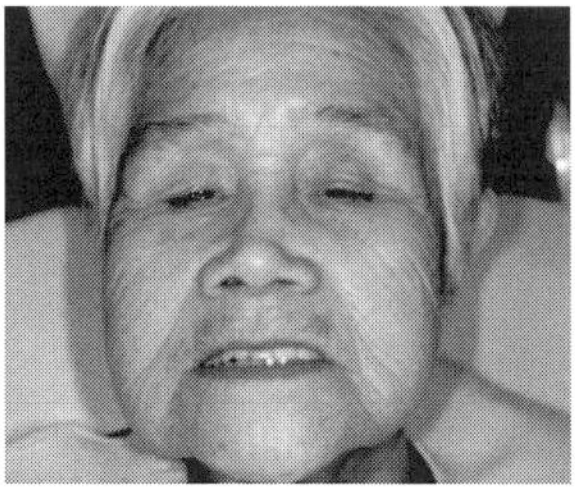

❶調整前

→

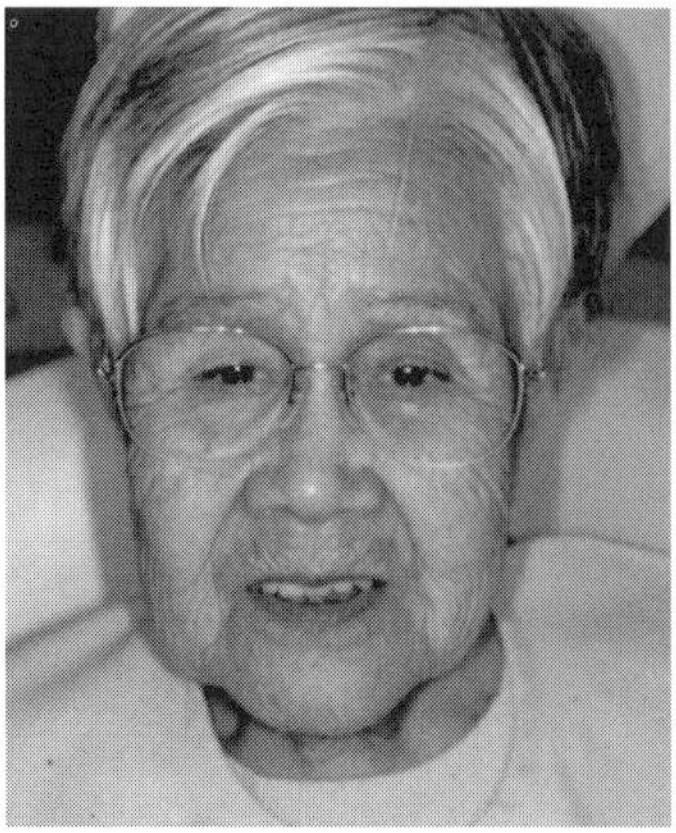

❷調整後

適切な高さを計算して入れ歯の噛み合わせを高めに調整したことによって、全体的に腫れぼったい印象だった顔の輪郭が、自然ですっきりとしたものに変わっているのが分かる入れ歯に限らずブリッジやインプラントも噛み合わせが低い状態でつくられている患者さんは多いですが、これらの場合も難聴になる可能性があります。難聴は少しずつ進むため、本人はなかなか気づきにくいのですが、気づいた時にはすでに手遅れということも多いのです。

素材、構造上の欠点

さらに入れ歯そのものにも、素材や構造上の問題があります。

●素材の問題

まずは素材の問題からお話ししましょう。ご存じのように入れ歯は、白い歯の部分とピンク色の歯茎の部分がありますが、歯茎部分はスポンジのように小さな空洞がたくさん空いています。この空洞が水分を吸収することで乾燥しにくく、口への吸着が安定するようになっているのです。さらに水分を含むことで、変形を防ぐ効果もあります。

しかし大きな問題として、水以外にもさまざまな成分を吸い込んでしまうという欠点があります。たとえば空洞の中に細菌が棲み着いてしまうと、不衛生なうえ悪臭を発生させます。そのため、入れ歯を入れている方の口臭は独特なのです。そのニオイを抑えるため、入れ歯洗浄剤などを使うことも多いようですが、この薬剤もまた空洞の中に入り込みます。そして入れ歯を口に入れたとき、成分が口の中に流れ出てしまうのです。

症例

以前、患者さんの希望で、入れ歯専用の洗浄機を注文したことがあります。水と塩を入れると塩が電気分解によって塩素と分離し、入れ歯を洗浄、殺菌できるというものです。ところが患者さんは使い始めてすぐに、「入れ歯に塩素のニオイがついて取れない」と訴えてきました。洗っても洗っても、塩素のニオイが出てくるというのです。そこで私は入れ歯を預かり、超音波洗浄器で1週間連続で洗浄したところ、やっとニオイを取ることができました。

入れ歯を洗浄する場合は、できるだけ薬剤は使わず、超音波洗浄機などを使うようにしましょう。最後はガーゼを使い、水分を拭き取りながら、細かい溝まできれいに磨きます。このとき決して歯ブラシを使用してはいけません。細かい傷がつくと、逆に汚れがつきやすくなってしまうからです。

もし入れ歯洗浄剤を使う場合は、歯科医師が開発した天然素材を応用したものを選ぶことをおすすめします。特に口の粘膜は、皮膚よりはるかに薬剤等を吸収しやすく、いったん体に取り込まれると排泄できずに体内に留まり続け、生涯にわたって体に影響を与え続けるからです。

入れ歯は消耗品

入れ歯は使えば使うほどすり減るため寿命が短く、保管方法によっては乾燥してヒビが入り、折れやすくなります。また一般的な入れ歯洗浄では細菌が棲み着き、口の中が細菌だらけになってしまいます。これは免疫力が落ちている高齢者には致命的ですので、「入れ歯は消耗品」と考え、定期的につくり換えましょう。

それにしても、入れ歯やインプラントなどの人工物には実にお金がかかります。そこにお金をかけるくらいなら、ぜひ虫歯や歯周病予防にお金をかけてほしいとつくづく思います。

症例

余談ですが以前、永久歯が生えてこなかったため、何十年もの間総入れ歯を使っているという人が来院されました。多くの大学病院で診てもらったものの原因や治療法が分からず、今回新しい総入れ歯をつくりたいと、来院されたのです。そこでまず、歯のレントゲンを撮ってみると、どうやらアゴの中に歯は存在していることは分かりました。

実は私は過去に矯正治療で、同じように歯が生えてこない患者さんの歯を自然に生えさせる方法を専門誌に発表したことがありました。ポイントは血流を促すことです。その施術を行ったところ、なんと少しずつですが歯が自然に生えてきたのです。何十年来、歯が生えず、あきらめていた患者さんも「まさかこの年になって歯が生えるとは思わなかった」と喜んでおられました。

以上のことを総合して考えても、入れ歯で食事を摂ることに何ひとついいことはありません。いいたいことは一貫して、虫歯ができても決して歯を削ってはならない、ということです。虫歯は間違った食生活から発症したものですので、食事療法を行えば自然治癒させることができます。そうしない限り、歯を削る→抜髄する→歯周病になる→抜歯する→入れ歯になる、という負のシナリオが待ち受けています。

第7章のポイント

入れ歯の使い勝手のよさは、緻密な造りの精確さよりも唾液の分泌量に大きく影響される。また噛み合わせが合っていないと、口角炎の発症や見た目の劣化、難聴などの支障を招くため、慎重な調整が必要である。

第8章

予防が認められない日本の保険診療の問題

蔓延する間違った情報と間違った治療

これまで述べてきたように、世界の最新の研究成果を踏まえたうえで、虫歯や歯周病は適切な食事療法を行うことによって予防できますし、それを応用することで、さらにがんや糖尿病といった重大な全身の病気を改善させることも十分可能なのです。

しかし、現在の保険診療では、保険制度で認められた従来の旧態依然とした治療法しか適用されず、患者さんにとって負担も軽く、より有益と考えられるこの予防医科が保険適用外になってしまうなど、歯医者の積極的な診療を妨げているとしかいいようがありません。

歯医者になって40年、日本の保険医療制度は、患者さんのニーズにマッチしていないとつくづく感じます。

そもそも厚生労働省や歯科医師会は、「日本は虫歯が激減している」と発表していますが、現実には、歯を削ったり、抜いたりといった治療件数はかなり増加しています。それは、保険診療の点数（保険での治療費）が年々増えていることからも分かります。では何をもって「激減している」といっているのでしょう。それは単に、「かつて虫歯はあったけれど治療をしたから今はない」状態を「虫歯がない」としているということです。しかし、このことをもって「激減している」というのは、明らかに誤りです。

データを正しく読み解かず、情報を操作することで、いかにも国や歯科医師会の虫歯予防の施策がうまくいっているかのような印象を与えるのは、あまりに危険なことではないでしょうか。

虫歯治療が減らない原因のひとつとして、歯科医師が「虫歯でない歯を削る治療をしている」という問題があります。

私は毎週、私が確立した削らない虫歯治療法である「ドックベスト療法セミナー」や、食事指導も含めた「完全予防歯科セミナー」を全国で開催しており、歯を削らない治療を求める多くの先生が参加してくれていますが、ある若い先生が私に、こんなことを打ち明けてくれました。「私が勤務していたクリニックは、給料はよかったのですが、1日に何本以上の歯を削らなければならないというノルマがあり、達成できないと給料から差し引かれてしまう」と。結局彼は、その歯科クリニックを辞め、私のセミナーに参加した、ということでした。

また別の先生も、やはり虫歯を削る本数にノルマが課せられていることに違和感を覚え、退職願いを出しました。すると院長から、違約金を払うようにいわれたというのです。その先生は、このようにいっていました。「でも、どんなに頑張っても、患者さんの虫歯の数を増やすことはできませんよね。ノルマを達成するために、虫歯でない歯を削らない限り」。

つまり、そういうことなのでしょう。

実際、私のクリニックに来院される患者さんの中には、虫歯ができにくい質の歯を持っているにもかかわらず、何本もの歯が削られてしまっている方が多くおられます。この患者さんがもし歯医者嫌いで、歯科クリニックに行ったことがなかったら、おそらく今でも虫歯は1本もなかっただろう……そう思うと、とても残念な気持ちになります。

保険診療の弊害

日本の医療保険制度は、国民が平等に医療を受けられるという点においては、非常によく考えられた制度ですが、矛盾を感じることが多々あります。

保険診療内でできる医療が限られているため、本当に良いと思える医療が提供できないのです。まず医療の選択肢は西洋医学に限られ、東洋医学やインドの古典医学であるアーユルヴェーダなどは提供できません。そのため患者さんは、より良い医療を選ぶことができないまま、決して安くない医療費を払って病院に通い続けることになるのです。

一方アメリカには民間保険しかないため、受けたい医療は国民が選択できます。西洋医学でも東洋医学でもアーユルヴェーダでも、病気が治れば何でもいいのです。医療費がかなり高額になるぶん、治せなければ訴訟になることもあります。治らない医療にはお金を払わないという選択ができるため、結果的に医療費は意外と日本より抑えられている可能性があります。

同じように歯科領域でも保険診療にはいろいろ矛盾があります。保険診療は金額ではなく点数で表現し、患者1人あたりの1ヶ月の平均点（平均の請求金額）が高いクリニックは個別指導を受けることになります。この個別指導は、不正をしてないか、過剰診療してないかを調査するものですが、その指導が入らないよう、医療機関は患者1人あたりの平均請求金額を下げようとします。つまり1回の治療をできるだけ少なくする代わりに、治療回数を増やすのです。これは患者にとって大きな負担です。何しろ、1度で治せるはずの治療を複数回に分けられ、そのために貴重な時間を費やして何度も通院しなければならないのですから。つまり日本の保険システムは患者の立場に立っていないのです。

●**雑談1**

友人の内視鏡専門医T先生は、内視鏡で大腸ポリープを摘出する治療を日々行っています。しかし保険診療においては、1度にすべて摘出することができないため、複数回に分けて取らなければなりません。しかし、次に切除するときは、再び大腸ポリープがまるでキノコのごとく生えているため、終わりがありません。自己嫌悪

――に陥ったT先生は現在、大腸ポリープが生えないための食事療法を研究しているそうです。

それだけではありません。

現在、歯医者が歯の被せ物として使用している金属は、世界基準においては一定期間のみ認められる金属で、永久使用は認められていません。というのも口腔内の唾液のpHによっては金属がイオン化し、ガルバニック電流（金属に電気が溜まる）が発生、近くの脳への影響が懸念されるのです。

電気が流れるということはそこに磁界、つまりN極とS極が生じます。実は私たちの脳からの信号も電気信号であり、脳からの電気信号が神経線維を経由して言葉をしゃべったり、運動したりしています。当然そこには磁界が発生しており、これを脳磁図といいます。もちろん干渉しなければ問題がありませんが、N極とN極、S極とS極では磁石と同じように反発し合うので、脳神経が正常に働かなくなるおそれがあるのです。

さらに金属は、口腔粘膜から吸収される場合があります。こうした皮膚や粘膜から金属や薬剤などが吸収されることを「経皮毒」といい、特に口腔内粘膜はほかの皮膚に比べて48倍の吸収力があるといわれています。そして吸収した毒は体外に排泄できないため、体内に溜まって悪影響を及ぼす可能性があります。

もちろん日本の健康保険制度には素晴らしい面も多く、救われている患者さんが大勢おられることは承知していますので、それ自体を否定するつもりはありません。しかし、どう考えても医療費の無駄としか思えない部分が多いのです。もし現状の保険制度を改革しないのなら、いずれ日本の医療が崩壊することは目に見えています。

その理由の1つとして、この章の冒頭でも少しふれましたが、疾病予防に対して保険を適用していないということがあります。最近は予防医療という言葉も定着しつつありますが、検査ばかりを繰り返し、実際に必要な予防には、ほとんど保険が適用されないのです。

さらに治療技術の遅れも懸念されます。日本の医療技術は世界最高水準といわれていますが、果たしてそれは本当なのか、疑問に思っています。確かに日本にすでに存在する技術の進化は目覚ましいかもしれません。しかし、そもそも海外から先進技術を持ってこないと、患者さんの選択肢は広がりません。もっと世界を見るべきだと思います。

また日本で開発された技術も、規制が厳しいために応用範囲が狭く、結果として海外に遅れをとってしまうことも多々あるようです。もちろん国民の安全を守る意味である程度の規制は必要かもしれませんが、医師も国家ライセンスを取得して責任を持ってやっているのですから、その立場と見識を尊重してもっと自由に活動させてほしいものだと思います。

日本の国民健康保険での診療においては技術的格差による報酬の違いは認めていません。つまり、世界最高の技術を持った医師と医学部を卒業して間もない医師では、明らかに技術の差があっても診療報酬は同じであるということです。一般的には、高い技術を持つ職人ほど客からの信頼も厚く、報酬が高くても頼みたい人が多くなるものですが、保険診療の世界では技術の差は認めていません。そうなると、果たしてハイレベルの医師が高いレベルの技術力を維持できるでしょうか。どんなに高い技術を提供しても同じ報酬なら、無意識に手抜きをしてしまうのは、人間として当然ではないでしょうか。

●雑談2

私のクリニックに来院する患者さんの多くは、初めから「自由診療でお願いします」といいます。それは、削る治療（保険診療）によって歯がダメになってしまったと気づいたと同時に、もうひとつ気づいていることがあるからです。それは、1回の診察における診療報酬が少ないぶん数をこなさなければならないため、1人の患者さんと対話時間がとれないということです。

かつて私は、世界の医師・歯科医師の1日の診療人数を調べたことがありますが、その人数は日本が断トツに多いということが分かりました。日本では、1日100名を超える患者さんを診ている医師も多く、歯科医師でも20～60人は診ているという結果でした。一方海外では1日4～6名が平均です。私も30年前は1日100人以上診察していたため、1人の患者さんを診る時間はわずか5分程度しかありませんでした。ですから患者さんを流れ作業のように扱い、当然会話する時間などありません。当時は仕事が辛く、毎日早く休みが来ないかと思いつつ励んでいた記憶があります。

原因を追究しない対症療法

日本では歯科に限らず、ほとんどの医療において対症療法を行っており、原因療法はまず行われていません。虫歯治療においても、せいぜい虫歯の部分を削り取る際に健康な部分まで拡大して取る予防拡大を行う程度ですが、それでも再発してしまうのです。その理由は、そもそも虫歯の原因を解決していないからです。

しかし日本ではなぜ原因療法を取り入れないのでしょうか。一言でいえば、原因療法を行って病気が治ってしまうと、医師の仕事がなくなってしまうからではないか、と私は疑っています。実際、体の病気においても、高血圧症や糖尿病患者は増えていますが、根本的な原因を解決しようとはしません。単に対症療法として薬剤投与し続けるだけなのです。アメリカのように高額な医療費がかかっても原因療法で治癒させたほうがトータルでは安くなるのでは、と思います。

日本の保険医療制度は残念ながら、患者さんが真の健康を目指して利用するには、多くの不備があります。その結果、医療行為自体も保健医療制度の範囲内にとどまってしまうことが多く、最善の医療が受けられていない可能性があるのです。私自身、これまで何度も厚生労働省に改善を求めてきましたが、なかなか進展しないのが現状です。

しかし人生100年時代といわれる今、自分の健康は自分で守らなければいけません。そのためには、体に良いとされる食生活を意識し、自ら病気になりにくい体をつくっていくことが大切です。虫歯や歯周病ができてしまったら、ご自身の食生活を見直してみてください。そして本書で述べてきた食生活を実践していただくことで、変化を実感していただけると確信しています。

第8章のポイント

日本の保険医療制度は国民が平等に医療を受けられるという点ではすぐれているが、その内容には問題が多く、真に国民が健康になるために利用するには不備がある。やはり一番大事なのは、国民1人1人が正しい食事を摂り、自らの健康を守っていくことである。

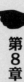

おわりに

以上が、およそ40年にわたる私の歯科治療の現場から導き出した「歯と全身のつながり」に基づく、食事と健康との関係性のすべてです。その知られざる重大さが、みなさんにも十分お分かりいただけたのではないかと思います。

そもそも、日々の診察の中で虫歯と食事内容が密接に関連していると確信した私は、栄養学を学び、学位を取ったわけですが、その間、さまざまな実験を行い、つくづく感じたのは、食事は細胞レベルで人体に大きな影響をもたらすということです。そのことは、私が患者さんにお願いしている食事アンケートの結果からも明らかでした。さらにこの食事アンケートは、高血圧症の患者さんと健康な方の食事の違い、糖尿病の患者さんと健康な方の食事の違いも洗い出すことになり、結果的に虫歯や歯周病同様に、体の病気にも食生活が大きく関わっていることが分かったのです。

海外にも、私と同じ考えで治療と研究を進めたウェストンA・プライスという大先達の歯科医師がいました。彼は、世界中の先住民族の食生活と虫歯、アゴの状態、歯並びなどを調べ、伝統食と近代食の関係を調査しました。その結果は驚くべきもので、世界中の先住民族で伝統食を食している人に虫歯はなく、アゴの骨も丈夫で、歯並びもきれいであった、というのです。それに対して近代食を食べている民族は、虫歯や歯周病が多く、アゴの骨も貧弱で歯並びも悪かったといいます。

一方、私が虫歯や歯周病と全身の病気の関連について関心を持ったのは、マークA．ブレイナーという歯科医師の著書『全身歯科』に出合ったのがきっかけです。彼は著書の中で、歯の神経を抜くと、その歯の根に細菌が棲み着き、さまざまな臓器に悪影響を与える「歯性病巣感染」のこと、アゴの骨の中に空洞ができ、その中にやはり細菌が棲み着く「ボーンキャビティ」について、教えてくれたのでした。

そこで私も歯の治療で来院される患者さんに、体の病気の有無についてのアンケートを実施するとともに、「全身歯科研究会」を立ち上げました。そこで多くの先生方の協力を得てデータを集計し、日本人の各歯と各臓器の関連を現在も調査し続けております。こうした研究結果はアメリカやドイツではすでに発表されていますが、現在までの結果では、ほぼアメリカ人と同様の結果が出ています。今後はこれらの結果を国内で発表し、いかに安易な歯科治療が大変な病気を引き起こしているかを世に広く知らしめ、皆様の健康と幸せに寄与したいと考えております。

巻末付録❶

削らない虫歯治療を世界へ広げるボランティア活動

私は7年前より、削らない虫歯治療法・ドックベスト療法をラオスやカンボジアなど東南アジアに広めるボランティア活動をしています。実は東南アジアの国々の歯科治療は発展途上にあり、特に先進医療が行き届かない地方では歯科治療の施設やユニットがないため、治療を受けられない人が多くいます。そのため虫歯になると、痛みがひどくなる前に抜いてしまうしかないのです。しかしドックベスト療法なら、材料さえあればどこでも施術が行えます。つまりドックベストは発展途上国にうってつけの治療法なのです。私たち有志は年4回ラオスへ飛び、スタッフの育成や無料診察を行ってきました。現在は、活動に賛同してくれる若い先生方も多く参加してくれています。

私たちはこの2年間、ラオスの首都ビエンチャンから南に約500㎞の地にあるカムアン地区のヘルスセンターで無料診療を行いました。ラオスには高速道路がないの

ラオスでの活動の様子❶

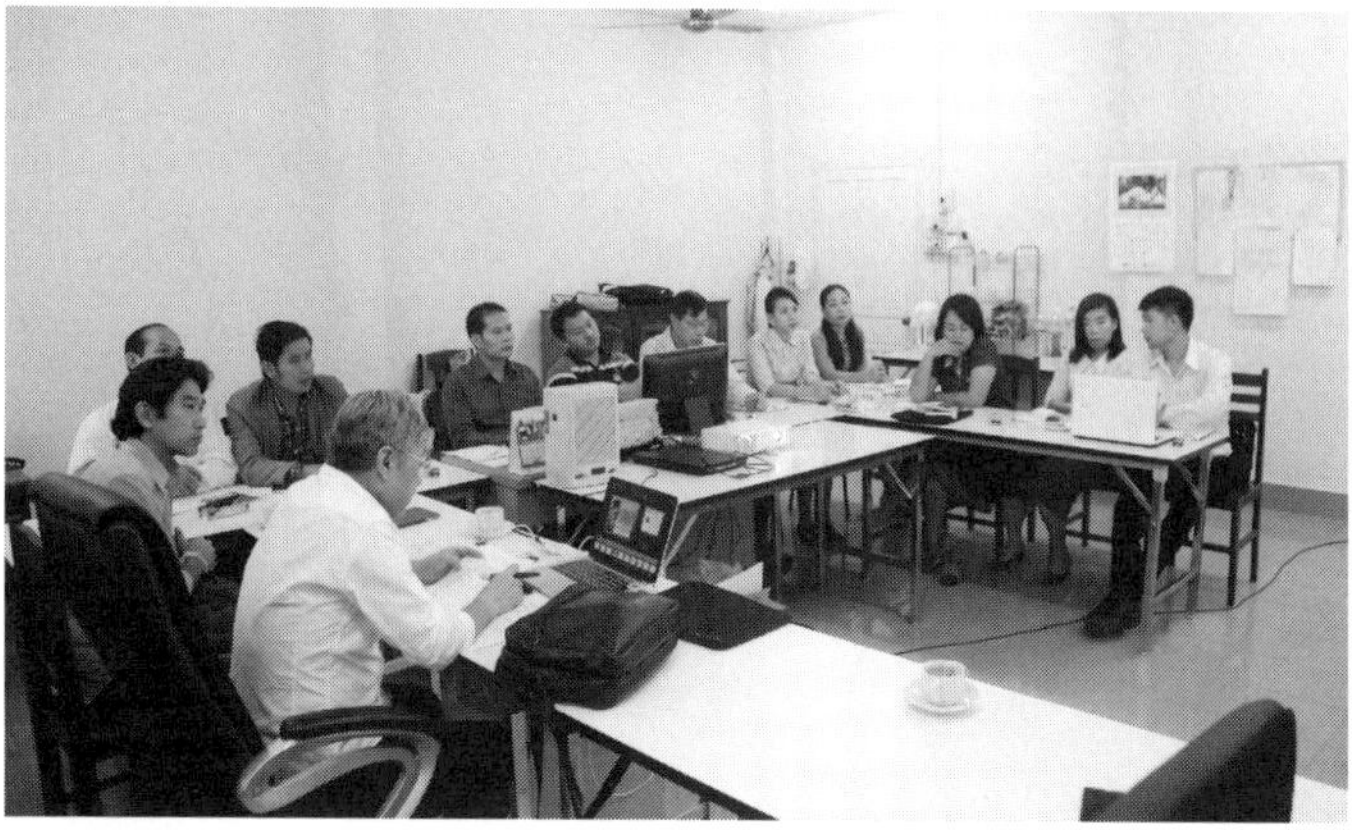

筆者の説明を熱心に聞く現地の医師・研究者たち

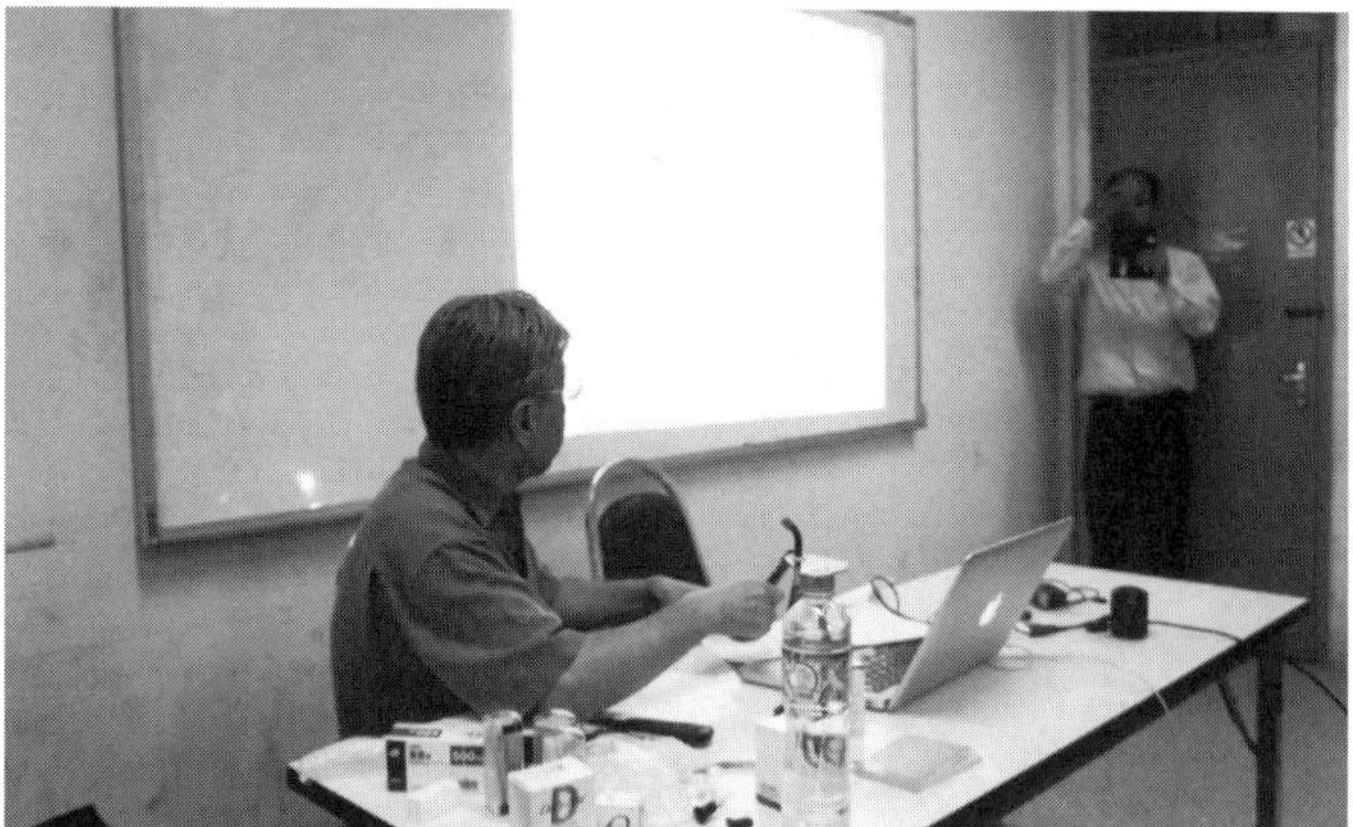

スライドを見せながらドックベスト療法について講義する筆者

で、移動には実に丸1日を要します。この地区でもすでに「虫歯ができたら痛くなる前に抜歯しましょう」という告知が出されているため、歯の痛みを主訴として来られる方はほとんどいません。しかしそんな中で稀に痛みが主訴で来院される方がいるのですが、実はその方々は裕福で、大都市の歯科医院で治療を受けた人たちだったのです。このことから分かるように、治療をした歯ほど痛みがひどくなってしまうわけで、このままでは日本の二の舞いになってしまうのではと強い危機感を抱いています。そうならないよう、現地での活動にさらに注力しなければとの思いを強くしました。

こんなこともありました。60代の男性患者が「ものを噛むと痛い」という主訴で保健センターに来院したのですが、現地の歯科医師はなぜ痛いのか原因が分からず、「プロフェッサーコミネ！　診てほしい」と呼ばれました。そこで診察したところ、奥歯の表面のエナメル質が欠けて剥がれていたのが痛みの原因でした。こういった症状も、ドックベスト療法で簡単に治せるのですが、もしドックベストがなかったら、きっとこの歯は抜歯されていたことでしょう。

今回の事業は、２０１８年9月にいったん終了しましたが、カムアン地区は非常に

ラオスでの活動の様子❷

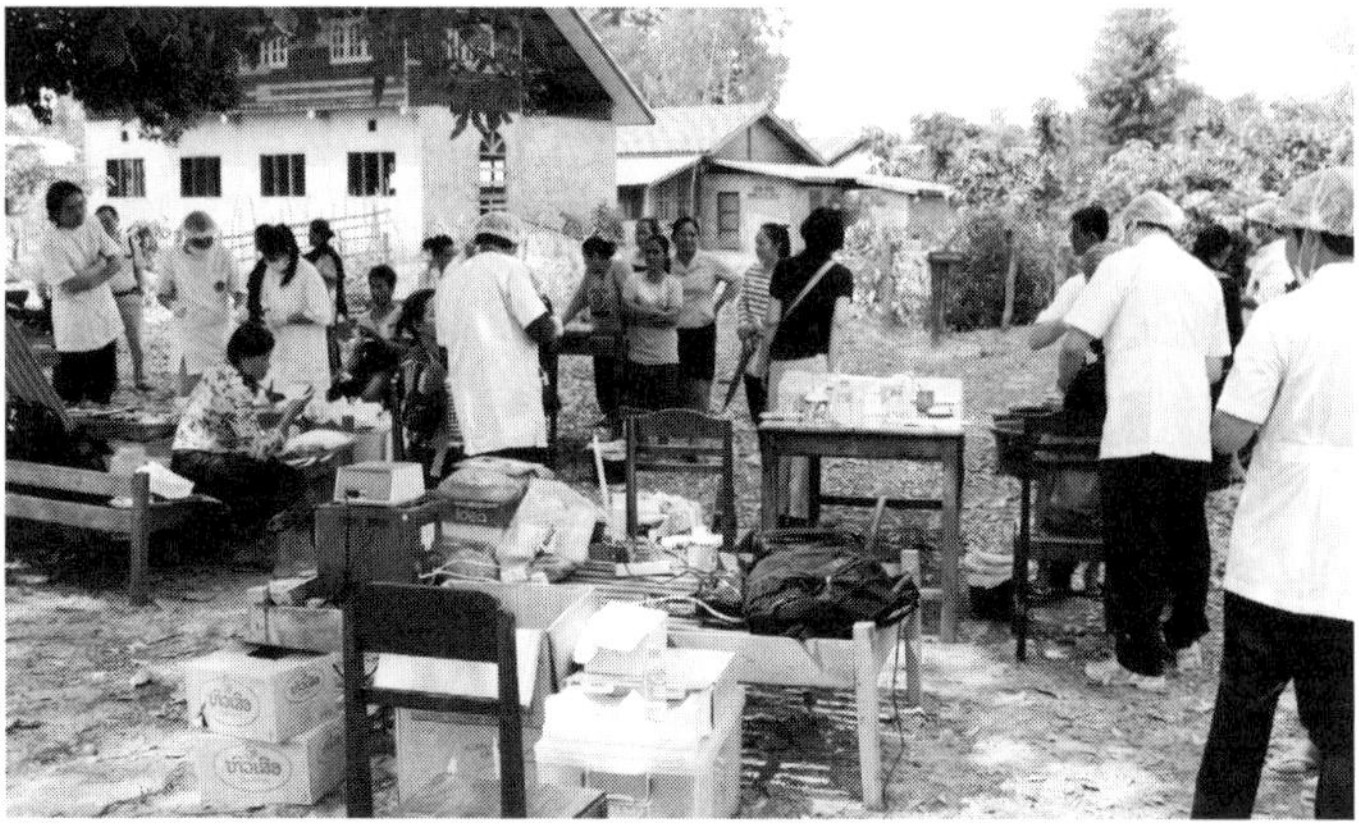

決して裕福とはいえない現地の村で診療活動にいそしむ筆者たち

※写真はすべて2016年に撮影

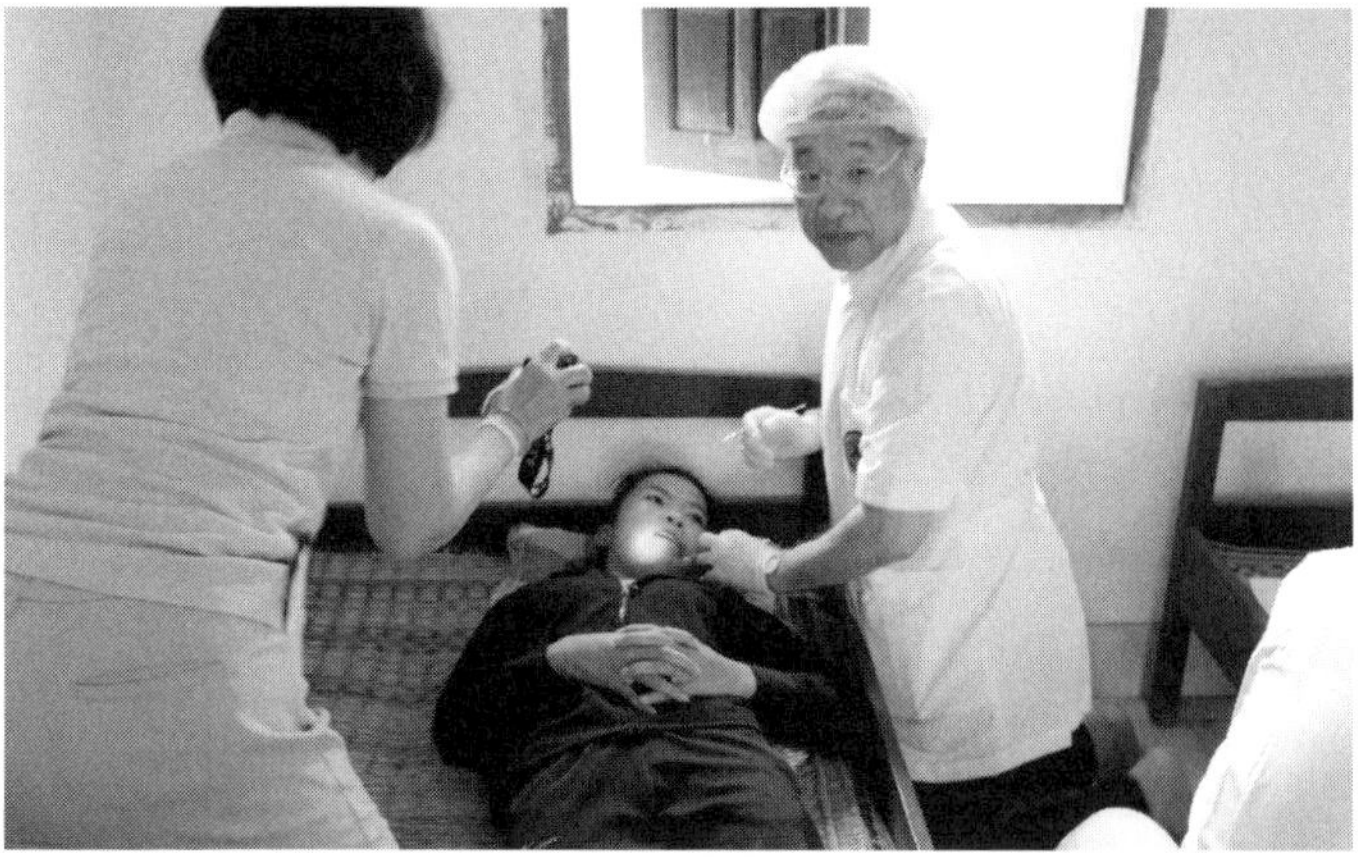

現地の少女の診察をする筆者

広いため、まだまだ治療が受けられていない患者さんが多くいらっしゃいますので、次年度も無料診療を継続して行う予定です。あわせて治療済みの患者さんのフォローをしながら、現地の大学院生への教育データとして資料をまとめ、研究項目にしたいと考えております。そこで、ドックベスト療法が虫歯の減少にどれほど役立っているかを検証し、現地の大学院生に世界に向けて発表してほしいと考えています。

一方で、東南アジアが抱える食生活の問題点を実感しています。東南アジアは、とにかく甘いものを食べる習慣があるため、虫歯が非常に多いのです。また近年は、地域によって歯周病の患者さんも増えています。その背景には、日本の企業が多く進出し、日本人向けの糖質の多い料理が提供されるレストランが増えたことがあると考えられます。その結果、日本人のように生活習慣病の患者さんが増えていることも懸念されていますので、今後は、現地の人々の食生活と歯科疾患や生活習慣病についてまとめてみたいと考えております。なお最新の活動は２０１８年10月にスタートしており、首都ビエンチャンから北方面の地域で新たな取り組みも入るため、それらと南部のカムアン地区との違いも興味深いところです。

東南アジアでのボランティア活動は私に、日本国内で医療活動しているだけでは一生気づかなかったかもしれない多くの発見と喜びを与えてくれています。この活動は今後も可能な限り継続していくとともに、歯科に関わる皆様にもぜひ参加していただき、ボランティアの素晴らしさを共有していただきたいと願っています。

巻末付録❷

重要ポイントINDEX

●歯と全身はつながっている ………………………………… P14

体内の液体は「象牙質内の液体移送システム（DFT）」により、歯を通って口の中へと流れています。そしてDFTの液体に含まれる免疫細胞が、歯や歯茎を健全に保ってくれています。

●DFTの逆流を引き起こす5つのスイッチ ………………… P22

DFTは、砂糖の摂取、ストレス、運動不足、ビタミン·ミネラル不足、薬剤の使用により、停止または逆流を起こします。すると口の中の菌が歯の中に流れ込んで虫歯になったり、菌が繁殖して歯や歯茎のトラブルを引き起こします。

●虫歯予防には「シュガーコントロール」 ……………………… P23

虫歯を予防したり、進行を抑えるには、砂糖をまったく摂らない「シュガーカット」または砂糖を摂る量を減らす「シュガーコントロール」が有効です。

●「薬は最大4剤まで」が世界のルール ………………………… P30

薬の副作用が別の病気の原因になることも。世界の医療界では、1人の患者さんに対して処方できる薬は4剤まで、60歳以上は2剤まで、というルールがあります。

●砂糖が健康を損ねる146の理由 ……………………………… P32

アメリカの栄養学者ナンシー·アップルトン博士のレポートによると、砂糖を摂取すると免疫力低下や肥満、アルツハイマー病など、146の病気や問題が起きる、とされています。

●血糖値を上げなければ虫歯にならない ……………………… P34

血糖値が上がりにくい人は、DFTの逆流が起きず、砂糖を摂取しても虫歯になりにくい傾向にあります。血糖値を上げない食べ物は、ホールフーズやGI値の低い食品、脂溶性ビタミンを含むものなど。また炭水化物を食べる前に食物繊維を摂取したり、1日の食事回数を減らすことも有効です。

●夜遅く食べると、朝疲れを感じる …………………………… **P42**

夜遅く食べると睡眠中に低血糖を起こす「夜間低血糖症」になります。さらに血糖値を回復させるため、アドレナリンが出ると、歯ぎしりしたり、体がこわばって朝起きたときに疲れを感じます。

●週1日の断食が肥満、がん予防に……………………………… **P43**

人は体に食べ物が足りなくなると、体内にある不必要な細胞を消費して消滅させる「オートファジー」という働きがあります。このとき、最初に消費されるのは、脂肪やがん細胞なので、週1日の断食日を設けるのがオススメです。

●よく噛まずに食べると糖質だけが吸収される ……………… **P46**

食べ物をよく噛むと唾液中のアミラーゼと混ざり合って消化が促進され、栄養がきちんと体内に吸収されますが、よく噛まないとビタミンやミネラルなど体に必要な栄養は吸収されず、糖質だけが吸収されて血糖値の上昇の原因になります。

●抜髄すると歯周病になり、歯の変色と破折を招く ………… **P51**

歯の神経を抜くと体が異物反応を起こして歯周病になります。さらに歯の自浄作用が途絶えるため、歯が黒ずんだり、ヒビが入り、もろくなって折れることもあります。

●歯を抜くとほかの歯も抜けていく…………………………… **P52**

歯を抜いてしまうと、歯を支えている歯茎の骨がどんどん溶け始め、さらに周囲の歯を支えている骨も溶け始めて歯が傾いたり、抜けたりします。

●歯の中の細菌が体に入る「歯性病巣感染」で内臓が炎症 … **P56**

歯の神経を抜くと歯の根に細菌が棲み着くことがあります。これが体の中に流れ込み、内臓に感染して炎症を起こす場合があります。これを「歯性病巣感染」といいます。

●抜歯後にできた空洞に菌が棲み着く「ボーンキャビティ」… **P56**

抜歯した際、歯根膜が残ってしまうと、「ボーンキャビティ」と呼ばれる空洞ができる場合があります。ここに細菌が棲み着いて繁殖すると、歯性病巣感染同様、内臓に感染することがあります。

●「歯原性菌血症」が心筋梗塞、脳卒中の原因に ………… P60

歯を抜いた傷や出血した歯茎から口の中の細菌が血液中に入り込み、全身を巡る「歯原性菌血症」になると、動脈硬化を起こしたり、心筋梗塞や脳卒中など命に関わる状態を引き起こす可能性があります。

●抜髄した歯の場所と病気になる内臓の場所は決まっている…P64

下アゴの犬歯や2本の小臼歯を抜髄すると子宮筋腫や子宮がんなど婦人科系の病気に、上アゴの前歯を抜髄すると腎臓疾患など、抜髄した歯の場所と病気になる内臓の場所には相関関係があることが分かってきています。

●リューマチ患者では歯が健康な人はいない …………………… P70

リューマチ専門医によると「リューマチ患者で歯が健康な人は見たことがない」といいます。また歯の治療を進めているうちに、急にリューマチが治った患者さんもおり、歯のトラブルとリューマチには関係があると考えられます。

●虫歯予防や健康に大切な唾液を減らすのは薬 …………… P75

唾液には、虫歯菌と呼ばれるミュータンス菌やラクトバチルス菌の活動を抑え、歯の石灰化を助ける働きがあります。多くの薬には唾液が出にくくなる「口渇」の副作用があり、ステロイド剤、向精神薬、降圧剤が有名です。また塩や砂糖の過剰摂取、ストレス、水分不足も唾液を減らす原因になります。

●体温を上げれば抵抗力が高まる ……………………………… P80

平均体温が低いと抵抗力が弱まり、虫歯が治りにくかったり、病気になりやすくなります。食後に温かいものを飲む、38℃の風呂で30分の半身浴、呼吸法、首周りを冷やさないなどの温活で、平均体温を上げましょう。

●交感神経と副交感神経はバランスが大事 ………………… P81

交感神経が優位な状態が続くと病気になりやすいといわれますが、副交感神経が優位すぎても病気になりやすくなります。

●歯の痛みがひどいときは「シュガーカット」を ……………… P84

虫歯が痛む場合は、砂糖を完全に断つ「シュガーカット」を試してください。もし甘いものを食べてしまった場合は、早めにミネラルや脂溶性ビタミン、食物繊維を食べることで抑えられる場合もあります。

●歯周病予防には炭水化物の摂取量を減らす …………… P102

炭水化物は必要以上に摂取すると、余った分が歯垢となって現れます。炭水化物を含まない食事をした後は、歯に歯垢はつきませんので、歯垢のつき具合を見ながら適量を見極めましょう。

●カルシウムを摂りすぎると老化する ……………………… P104

カルシウムを摂りすぎると、歯石やアルツハイマー、白内障、シワなど、加齢によって起こるといわれているさまざまな現象を引き起こします。30歳をすぎたらカルシウムを控え、カルシウムを排出するマグネシウムを摂りましょう。

●骨粗鬆症の原因はカルシウム不足ではなく運動不足 … P105

骨粗鬆症の原因はカルシウム不足といわれますが、実際は運動不足です。高齢者が圧迫骨折を起こすのは、骨の周囲の筋肉が衰えているからです。

●オメガ3の不飽和脂肪酸が歯周病予防に ……………… P105

亜麻仁油やエゴマ油などに含まれるオメガ3の不飽和脂肪酸には抗炎症作用があり、歯周病予防や治療に有効とされています。不飽和脂肪酸は、青魚に含まれるDHAとEPAにも含まれています。

●カリウムとナトリウムの割合は1:0.1〜1が理想 ………… P106

塩分の摂りすぎはビタミンやミネラルなどの栄養の吸収を妨げ、歯周病を悪化させますが、一緒にカリウムを摂取すると、栄養の吸収を促してくれます。カリウムとナトリウムの割合は、1:0.1〜1が理想です。

●虫歯や歯周病予防の食事療法の基本 …………………… P112

シュガーカットやシュガーコントロール／カルシウムを摂らない
マグネシウムを摂る／ビタミンを摂る／塩分を控え、カリウムをたくさん摂る

●シュガーコントロールはうつ病にも効果的 ……………… P114

砂糖を摂ると、やる気を出したり幸せを感じる、ドーパミンやセロトニンがつくれなくなるため、自分は不幸だと感じて落ち込んでしまいます。また人工甘味料のアスパルテームやサッカリンも、うつ病を悪化させるほか、発がん性があるといわれています。

●うつ病の改善には葉酸とリコピン …………………………… P114

葉酸は、ほうれん草、ブロッコリー、菜の花、パセリ、芽キャベツ、枝豆、モロヘイヤに、リコピンはトマトに含まれています。トマトはオリーブオイルで炒めるとリコピンが生のときの9倍に。

●シワ予防には、煮干より昆布 ……………………………… P118

カルシウムを摂りすぎると異所性石灰化により、顔がシワだらけになります。味噌汁などの出汁も、カルシウムの豊富な煮干より、マグネシウムが豊富な鰹節や昆布でとるのがオススメです。

●高血圧にはマグネシウムを ……………………………… P121

高血圧を改善するには、マグネシウムが効果的。マグネシウムは、ワカメやヒジキ、ノリなどの海藻類、ナッツ類に含まれます。また緑黄色野菜に含まれる亜硝酸塩にも血圧を下げる作用があります。

●胃がんにはブロッコリーを ………………………………… P128

胃がんの原因はピロリ菌のほか、塩分と赤身肉にあるといわれていますので摂取制限を。さらに生野菜や果物をたっぷり摂りましょう。特にブロッコリーにはビタミンCや食物繊維が豊富に含まれ、ブロッコリーに含まれるスフォラファンはピロリ菌を不活性化させる作用があります。

●乳がん予防には乳製品をやめる ………………………… P129

乳製品に含まれるカゼインが発がん物質といわれているほか、成長ホルモンもがん細胞の成長を速めます。一方、大豆の摂取は乳がんに効果があり、1日1杯の豆乳が良いとされています。

●血液のがんにもブロッコリーを ………………………… P135

血液のがんには緑黄色野菜がよく、特にスフォラファンを含むブロッコリーやカリフラワー、ケールなどがオススメです。

●結石症にはマグネシウム ………………………………… P136

結石症の原因も、カルシウムの過剰摂取による異所性石灰化です。アルツハイマーや白内障、シワの予防同様に、カルシウムをやめ、マグネシウムを積極的に摂りましょう。

腎不全に陥る大きな要因は、肉や魚などの動物性たんぱく質の摂りすぎによる腎臓の負担増です。これらの摂取を減らし、野菜や果物を摂りましょう。大豆などの植物性たんぱく質は、弱った腎臓の機能を回復させます。

入れ歯は、歯を抜くなどしてなくなってしまった場合に使いますが、歯を抜いてしまうと歯茎の骨が溶け始め、上アゴと下アゴのアーチも変わってくるため、次第に噛み合わせの軸がずれて合わなくなってしまいます

入れ歯を違和感なく使うためには、口と入れ歯の緩衝材となる唾液が必要です。唾液が少ないと、安定してうまく噛むことができないので、唾液量を増やしましょう。

入れ歯の噛み合わせは、違和感を感じさせないために低くつくりがちですが、噛み合わせが低いと口角炎になったり、顔の形が変わります。また聴覚の神経を圧迫して難聴になる場合もありますので、本来の高さに合わせるのが理想です。

入れ歯は構造上、小さな空洞がたくさん空いているため、細菌が棲み着くと不衛生になり、不快なニオイも発生します。また除菌のために薬剤を使うと、その成分が口の中に流れ出て体内に吸収されるので、成分には気をつけましょう。

おもな参考文献

『DENTINAL FLUID TRANSPORT』
(Ralph Steinman ,DDS・MS. John Leonora, PhD:著／ Loma Linda Uni. CA)
『WHOLE-BODY DENTISTRY：
A Complete Guide to Understanding the Impact of Dentistry on Total Health』
(Mark A. Breiner ,DDS: 著／Quantum Health Pr LIc)
『HOW NOT TO DIE：Discover the foods scientifically prevent and reverse disease』
(Michael Greger・Gene Stone:著／Pan Books)
『全身歯科 ―口から始まる全身の病気―』
(マーク A・ブレイナーDDS：著／山田勝巳：訳／恒志会)
『水と光（レーザー）奇跡の歯科臨床
―POICウォーターとプラズマレーザーシステムによる上流の医療の始まり』
(矢島孝浩：編集／小峰一雄：他著／学際企画)
『ホリスティックメディスンとしての酸塩基平衡―マイヤー法の発展と食事療法―』
(ミヒャエル・ヴォルリチェク：著／渡辺昌：監修／知高良美：訳／産調出版)
『生体磁気計測（医用工学シリーズ）』
(小谷誠・中屋豊・栗城真也・内川義則・森博愛：著／コロナ社)

装幀　米谷テツヤ
本文デザイン　白根美和
本文イラスト　新井潤平
著者近影写真　山田浩一郎
制作協力　鈴木丈介（ジェイワークス）
　　　　　田中真紀子

小峰一雄 Komine Kazuo
1952年生まれ。歯学博士。城西歯科大学（現明海大学歯学部）卒。小峰歯科医院理事長（埼玉県比企郡）。39年前に開業して間もなく、歯を削るとかえって歯がダメになる事実に直面し、以来「歯を削らない、抜髄しない」歯科医師に転向。独自の予防歯科プログラムを考案するとともに、食事療法、最先端医療を取り入れた治療を実践している。歯を削らずに虫歯を治療する「ドックベストセメント療法」の日本における第一人者としてメディアでの露出も多数。現在は、ドックベストセメント療法を広めるセミナーを各地で開催するほか、東南アジアにてボランティア活動を展開。2015年、ラオス・ヘルスサイエンス大学客員教授に就任。日本全身歯科研究会会長、Kデンチャー研究会主催。著書に『名医は虫歯を削らない　虫歯も歯周病も「自然治癒力」で治す方法（竹書房刊）』がある。

自然治癒力が上がる食事
名医が明かす虫歯からがんまで消えていく仕組

2018年11月16日初版第一刷発行　検印廃止
2019年 4 月22日初版第二刷発行

著者　小峰一雄
発行人　松本卓也
編集人　赤坂竜也
発行所　株式会社ユサブル
〒103-0014　東京都中央区日本橋蛎殻町2-13-5　美濃友ビル3F
電話：03（3527）3669
ユサブルホームページ：http://yusabul.com/
印刷所　株式会社シナノパブリッシングプレス

ISBN978-4-909249-17-3
定価はカバーに表示してあります。
落丁・乱丁本はお手数ですが小社までお問い合わせください。

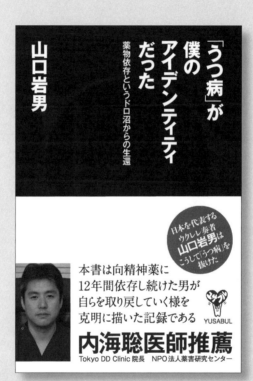